Herausgegeben von der Stiftung Gesundheit

RASSO KNOLLER UND DR. MED. BERND MAI

Hasch & Hanf im Klartext

DIE RÜCKKEHR DES UN-KRAUTS

DER RATGEBER VERLAG

SERIE GESUNDHEIT UND UMWELT

1

Hasch und Hanf sind für die einen Teufelswerk; andere sagen, es brächte Erleuchtung. Seit kurzem erlaubt der Gesetzgeber hierzulande den Anbau der (drogenfreien) Nutzpflanze. Die weiche Droge Haschisch gilt weiterhin als illegal.

Das Buch stellt Droge und Nutzpflanze vor:

- Hanf - neue Öko-Pflanze oder alter Hut?
- Wie wird Hanf angebaut?
- Wie wirken Haschisch und Marihuana?
- Welche Gefahren bergen diese Drogen?
- Worum geht der politische Streit zwischen Kriminalisierung und Legalisierung?

Der Autor, Rasso Knoller, arbeitet als Journalist und Sachbuchautor unter anderem in Sachen Naturmedizin und Heilkräuterkunde. Dr. med. Bernd Mai schreibt neben der täglichen Praxis Gesundheitsratgeber.

Das Vorwort hat Heide Moser geschrieben. Die Gesundheitsministerin von Schleswig-Holstein verficht das „Apothekenmodell“: Haschisch in Apotheken verkaufen, um Konsumenten von den Dealern harter Drogen fernzuhalten.

Die Stiftung Gesundheit gibt dieses Buch heraus.
Die Gutachter der Stiftung wachen unter anderem darüber,

- daß es verständlich, transparent und alltagstauglich ist,
- daß bei Fragen der Gesundheit alle wesentlichen Therapieformen samt ihrer Probleme, Grenzen und Risiken umrissen werden,
- daß nicht einzelne Standpunkte unkritisch hervorgehoben werden.

Herausgegeben von der Stiftung Gesundheit

RASSO KNOLLER UND DR. MED. BERND MAI

Hasch & Hanf im Klartext

DIE RÜCKKEHR DES UN-KRAUTS

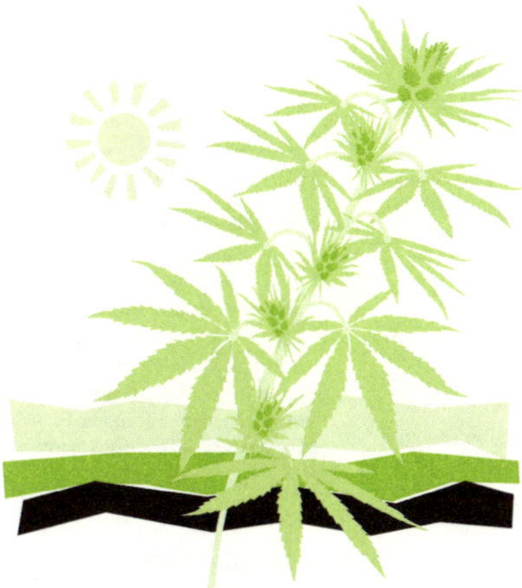

DER RATGEBER VERLAG

SERIE GESUNDHEIT UND UMWELT

3

Cannabisdrogen wie Haschisch und Marihuana, THC-haltige Heilmittel sowie Besitz und Anbau von Hanfpflanzen sind in Deutschland verboten. Lediglich einzelne Faserhanf-Sorten sind für den Anbau zugelassen.
Alle Angaben in diesem Buch werden nach bestem Wissen und dem Stand der Wissenschaft gegeben. Autor, Herausgeber und Verlag übernehmen, auch mit Blick auf Druckfehler, keine Gewähr.

Die Deutsche Bibliothek – CIP-Einheitsaufnahme

Knoller, Rasso:
Hanf & Hasch im Klartext:
die Rückkehr des Unkrauts
von Rasso Knoller und Bernd Mai.
Hrsg. von der Stiftung Gesundheit
Hamburg: Ratgeber-Verl., 1996
(Serie Gesundheit und Umwelt)
ISBN: 3-931688-03-8

ISBN: 3-931688-03-8

Postfach 20 13 08, 20203 Hamburg
Umschlaggestaltung und Grafik:
Cornelia Schmitz, Hamburg
Gesamtherstellung: Grindeldruck, Hamburg
Printed in Germany

Geleitwort von:
Heide Moser, Ministerin für Arbeit, Gesundheit und Soziales des Landes Schleswig-Holstein

Dieses Buch unternimmt den lobenswerten Versuch, in der Cannabis-Debatte die Dinge zurechtzurücken und so das Thema aus dem Bereich des „Glaubenskrieges" auf eine pragmatische Ebene zu holen. Dieser Versuch ist wichtig, um die Diskussion voranzubringen, die leider seit Jahren überwiegend im stereotypen Austausch von Pro- und Contra-Positionen stagniert.

Es ist dringend notwendig, daß - unabhängig von festgefahrenen Vorurteilen - sachlich über Risiken, Entwicklungen und Perspektiven im Umgang mit Cannabis-Produkten nachgedacht und gesprochen wird. Wir müssen erreichen, daß wir mit unseren Warnungen vor Drogen von unseren Kindern wieder ernst genommen werden und daß diese Warnungen bei jungen Menschen wieder Gehör finden. Das gegenwärtige Konzept ist dazu nicht geeignet. Es wird wissenschaftlich heute kaum noch angezweifelt, daß Cannabis keine körperliche Abhängigkeit erzeugt und die Gesundheitsgefährdung unter der des Alkohols liegt. Aber was passiert? Cannabisverbraucher werden kriminalisiert, Alkoholverbraucher dagegen sogar täglich mit glitzernder Werbung animiert. Dieser Widerspruch untergräbt die staatliche wie die elterliche Autorität und macht Argumente wie Politik unglaubwürdig.

Suchtvorbeugung muß glaubwürdiger und damit effektiver werden. Deshalb habe ich 1994 mit großer Überzeugung den Auftrag der Gesundheitsministerkonferenz übernommen, die Voraussetzungen für einen regelnden Eingriff in den illegalen Cannabis-Markt zu prüfen. Das wichtigste Ziel ist dabei, eine Neubewertung weicher Drogen zu erreichen und, frei von Ideologie, Risiken sachlich zu erörtern. Es gilt, Konsumenten vor dem kriminellen Umfeld zu schützen und jungen Menschen den Weg in eine möglicherweise verhängnisvolle Suchtkarriere mit wirtschaftlichem und sozialem Elend zu ersparen.

Ich danke all denen, die mit ideologisch ungetrübtem Blick zur Versachlichung des Themas beitragen, an dieser Stelle natürlich ganz besonders Rasso Knoller und Dr. Bernd Mai.

Einleitung

Heftig umstritten: Hasch & Hanf

Über kaum eine andere Pflanze wird soviel geschrieben und gestritten wie über Hanf. Allenthalben erscheinen Publikationen von Haschischgegnern wie auch -anhängern. Mal wird Haschischrauchern mit der Strenge des Gesetzes plus verschärftem körperlichen Verfall gedroht, mal werden Bewußtseinserweiterung und gefahrloses Vergnügen versprochen.

In diesem Buch soll der Hanf samt seinen vielen Aspekten nicht aus einer der widerstreitenden ideologischen Ecken heraus betrachtet werden. Es beschäftigt sich nicht allein mit den Hanfdrogen Haschisch und Marihuana, sondern auch mit der Nutzpflanze Hanf und ihren Möglichkeiten für die Landwirtschaft.

Hanf: angefeindet und nützlich zugleich

Viele Chancen bietet auch die medizinische Nutzung der Hanfpflanze. Besonders in der Krebstherapie und bei der Bekämpfung von Starkrankheiten hat man mit den Hanfdrogen Haschisch und Marihuana Erfolge erzielt. Deswegen hat inzwischen der Betäubungsmittel-Sachverständigenausschuß des Bundestages die Zulassung von THC, dem im Drogenhanf enthaltenen Rausch-Stoff, als Arzneimittel vorgeschlagen.

In der Landwirtschaft, der Industrie und der Medizin – in all diesen Bereichen könnte Hanf in naher Zukunft eine nützliche Rolle spielen. Voraussetzung dafür ist eine vorurteilsfreie Diskussion. Dazu soll dieses Buch einen Beitrag leisten.

Who is who? – Die Nutzpflanze und die Drogen

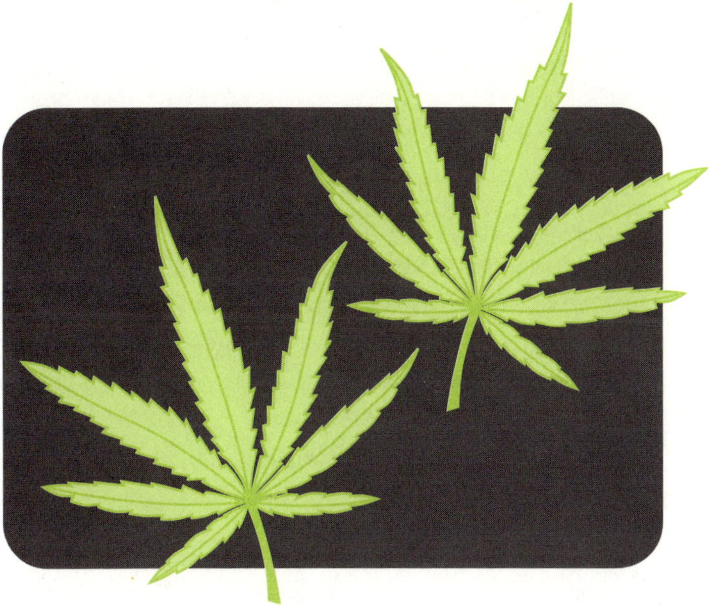

Lange Zeit hat man sich hierzulande kaum mit der Hanfpflanze beschäftigt und deswegen herrscht in der gegenwärtigen Diskussion bisweilen eine Begriffsverwirrung. Oft werden die einzelnen Hanfsorten und ihre Nutzungsweise verwechselt.

Nicht verwechseln: Nutzpflanze und Drogenkraut

Während man früher vermutete, es gebe drei unterschiedliche Arten von Hanf, weiß man heute, daß es nur einen Hanf gibt (wissenschaftlicher Name: Cannabis bzw. Cannabis sativa L.). Der allerdings tritt in drei Sorten auf: Faserhanf, Samenhanf und Drogenhanf.

Hanfsorten im Überblick

Hanfsorte	Ernteziel	Erntezeit-punkt	zum Anbau in Deutschland geeignet ?
Faserhanf	Fasergewinnung zur Produktion von Textilien, Seilen, Papier. Die Abfälle dieser Produktion lassen sich u.a. als Isolationsmaterial nutzen	vor der Reife	ja
Samenhanf	Samengewinnung zur Produktion von Lebensmittelöl und technischen Ölen	reife Pflanze	ja
Drogenhanf	Harz zur Herstellung von Haschisch, Blüten und Blätter zur Herstellung von Marihuana	unter-schied-lich	nein, Klima zu kalt

Haschisch und Marihuana nur aus Drogenhanf

Haschisch und Marihuana lassen sich lediglich aus Drogenhanf gewinnen. Die anderen Hanfsorten enthalten zu wenig des Rausch-Stoffes Tetrahydrocannabinol (-> S. 17). Haschisch wird aus dem Harz des Drogenhanfs gewonnen, Marihuana aus den Blättern und Blüten (-> S. 90). Da das Harz mehr THC enthält, wirkt die Droge Haschisch intensiver als Marihuana.

Wo Hanf draufsteht, ist nicht immer Hanf drin

Nicht alle Worte mit „-hanf“ beschreiben tatsächlich Hanfprodukte: Während Hanf verboten war, verwendete man das Wort „Hanf“ oft auch für Hanf-Ersatzstoffe. Manilahanf, Sisalhanf oder Chinahanf haben mit Hanf nichts zu tun, sondern bestehen aus Fasern von Bananen-, Agaven- oder Malvengewächsen.

Der Steckbrief des Hanfs

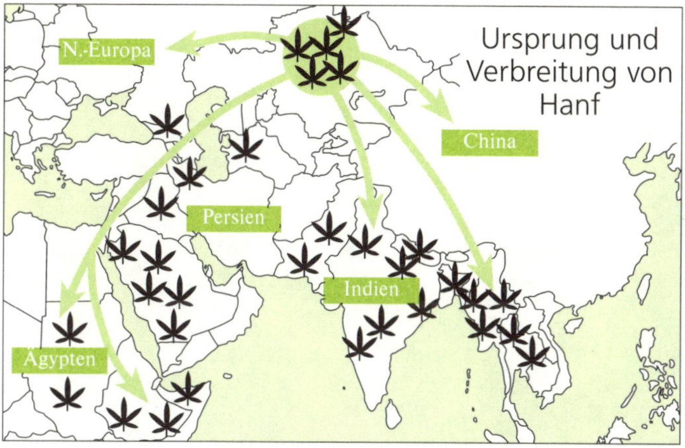

Weltweit verbreitet: der Drogenhanf

Lange Zeit wurde der Hanf als Übeltäter gejagt. Zu Beginn dieses Buches deshalb erst einmal der Steckbrief des „Bösewichts“: Der Hanf stammt ursprünglich aus Zentralasien, treibt jedoch inzwischen, allen Verfolgungen zum Trotz, sein Unwesen auf der ganzen Welt.

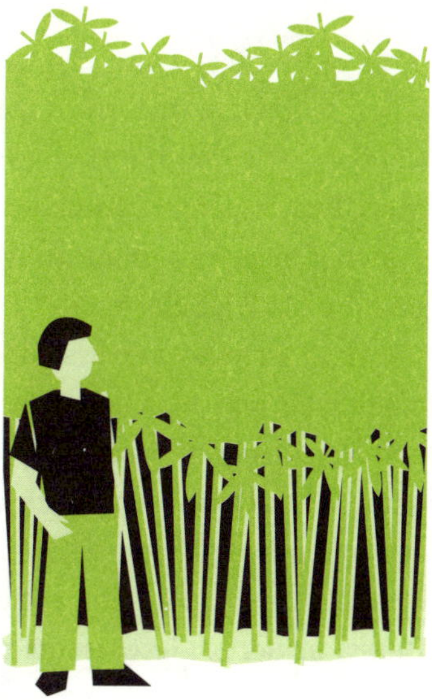

Er ist eine schöne, buschartige Pflanze, ausgewachsen zwischen einem und vier Metern hoch. Einige Sorten können unter günstigen Klimabedingungen eine Höhe bis zu sechs Metern erreichen.

Bis zu 6 Meter hoch

Take five – die „Finger" des Hanf

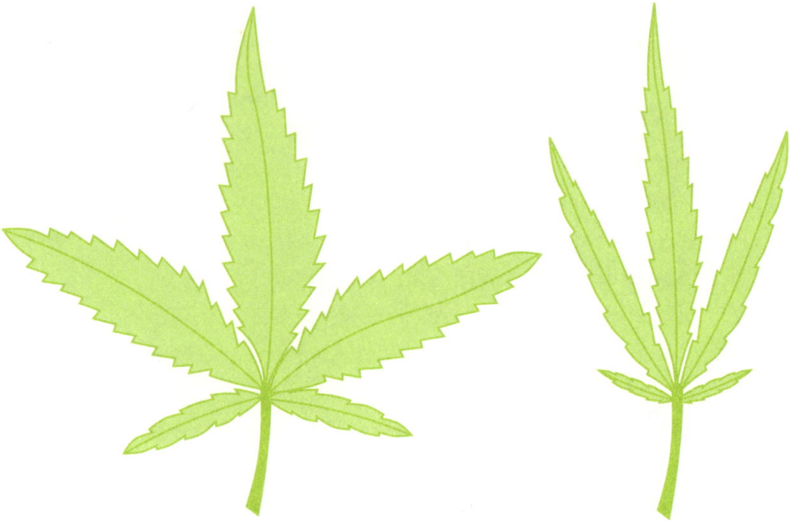

Afghanischer Hanf

Thailändischer Hanf

Markante Form der Blätter

Leicht zu erkennen ist der Hanf an den charakteristischen schmalen, fingerförmigen Blättern mit fein gezackten Rändern. Die meisten Hanfarten haben fünf oder sieben solcher „Blattfinger", es gibt aber auch Pflanzen, die neun oder gar elf Finger pro Blatt aufweisen. Selten dagegen finden sich dreiblättrige Sorten.

Hanf ist eine zweigeschlechtliche Pflanze, es gibt also männliche und weibliche Hanfstauden. Mit der Trennung der Geschlechter nimmt es die Pflanze jedoch nicht so genau: Bei einigen Züchtungen wachsen an weiblichen Pflanzen männliche Blüten oder an männlichen Pflanzen weibliche Blüten. Es kann sogar passieren, daß an einer Pflanze Blüten beiderlei Geschlechts sprießen.

Tod nach der Blüte

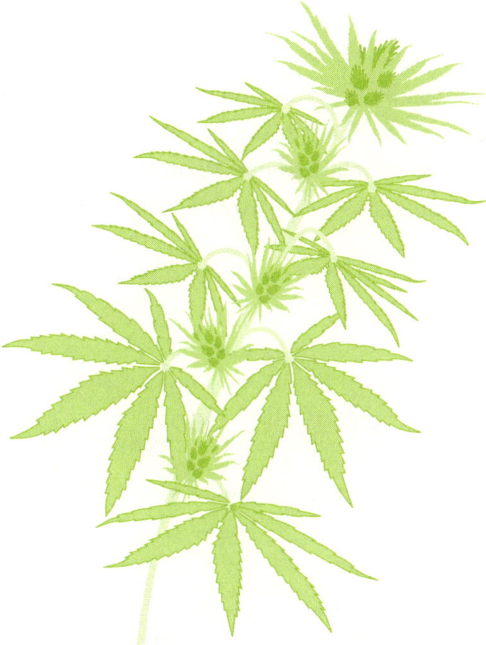

Weiblicher Hanf

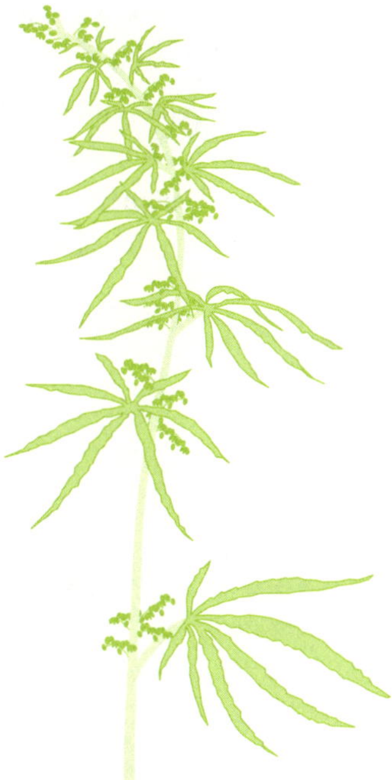

Männlicher Hanf

Je nach Klima blüht der Hanf zwischen Juli und Oktober, die männlichen Pflanzen ein bis zwei Wochen vor den weiblichen. Hat der Wind den Blütenstaub von Pflanze zu Pflanze getragen, entwickelt der weibliche Hanf innerhalb einer Woche die Samen. Die Körner wirken mit ihren drei bis fünf Millimetern Länge eher unscheinbar. Bei einigen Zuchtformen, die speziell wegen der Samen angebaut werden, können sie indes bedeutend größer geraten. Schon während des Reifeprozesses der Samen welkt die Pflanze und stirbt ab, sobald die Samen ausgefallen sind.

Zum Bestäuben mein Kind, braucht der Hanf nur den Wind

Frauenpower auf dem Hanfacker

Hanf-Frauen sind das starke Geschlecht

Die weiblichen Hanf-Stauden tragen dichteres Laub und mehr Geäst als ihre männlichen Nachbarn. Außerdem enthalten sie beim Drogenhanf auch einen höheren Anteil des Drogenstoffs THC (-> S. 17). Für die Faserhanfgewinnung eignen sich allerdings die einhäusigen Pflanzen (weibliche und männliche Blüten auf einer Pflanze) besser.

Der Steckbrief des Hanfs

- stammt aus Zentralasien, heute in der ganzen Welt zuhause.
- 2 bis 6 Meter hoch
- Wurzel bis zu 2 Meter lang
- schmale, fingerförmig gefiederte Blätter
- Bestäubung durch den Wind
- Blütezeit zwischen Juli und Oktober
- einjährig
- zweigeschlechtlich
- landwirtschaftliche Nutzpflanze
- lediglich spezielle Sorten liefern Drogensubstanz THC

Was ist drin im Hanf?

Die Liste der Inhaltsstoffe des Hanfs ist lang. Sie reicht von ätherischen Ölen über Alkaloide und Chlorophyll bis zu den Cannabinoiden. Alle etwa 400 Stoffe hier aufzuzählen, würde allenfalls Chemiefreaks freuen. Deshalb seien im folgenden lediglich die wichtigsten Bestandteile vorgestellt.

Etwa 400 Inhaltsstoffe

THC – der Drogenstoff

Die zahlreichste Gruppe der Inhaltsstoffe bilden die Cannabinoide, von denen mehr als 60 unterschiedliche Arten im Hanf vorkommen. Die meisten davon haben keine bzw. nur eine sehr geringe berauschende Wirkung.

Der eigentliche „Highmacher" im Haschisch und Marihuana ist das Tetrahydrocannabinol (THC) - ein Stoff, der in der Natur ausschließlich in der Hanfpflanze vorkommt. Die THC-Menge variiert je nach Sorte: Faserhanf enthält so wenig, daß das Rauchen von „Faserhanf-Joints" keinen Rausch verursachen kann. Aus dem gleichen Grund können die Blätter und das Harz dieser Hanfart kaum zu medizinischen Zwecken genutzt werden (Ausnahme: Cannabidiolgewinnung, -> S. 18).

Nicht alle Cannabinoide machen high

Bekannt ist das THC erst seit 1964, als es der israelische Wissenschaftler Raphael Mechoulam entdeckte. Inzwischen weiß man, daß es nicht nur ein THC, sondern mehrere THC- Formen gibt. Für die Drogenträume allein verantwortlich ist das sogenannte Delta 9-THC.

Kein Rausch durch Faserhanf

THC löst sich nur in Fetten und Alkohol, nicht aber in Wasser. Haschisch kann man deshalb - anders als die harten Drogen LSD und Heroin - nicht spritzen.

Im menschlichen Körper wird das THC tage- und wochenlang im Fettgewebe gespeichert. Das bedeutet aber nicht, daß der Rausch so lange anhält. Auch Nikotin wird sehr lange im Körper eingelagert, ohne dabei Wirkung zu zeigen.

Keine körperliche Abhängigkeit

Ein wichtiges Merkmal ist die Tatsache, daß THC und damit Haschischkonsum keine körperliche Abhängigkeit verursacht. Dies wurde in einer Reihe unabhängiger Tierversuche und Testreihen mit Menschen zweifelsfrei nachgewiesen. Allerdings darf dies nicht als Freibrief für Haschischkonsum mißverstanden werden. Auch ohne körperliche Abhängigkeit kann es gegebenenfalls zu einer psychischen Abhängigkeit, einer Sucht nach dem Rausch und der Realitätsflucht, kommen (-> S. 93).

CBD und CBN – weder Partei noch TV-Sender

Neben dem THC zählen weitere Substanzen zur Gruppe der Cannabinoide. Zum Beispiel das Cannabidiol (CBD) und Cannabinol (CBN). Beide haben, im Gegensatz zum THC, keine Wirkung auf die Psyche.

Heilmittel Cannabidiol

CBD wirkt antibakteriell und dient deshalb als Arzneimittel. Erstaunlicherweise steht meist der CBD-Gehalt einer Hanfpflanze in umgekehrtem Verhältnis zu deren THC-Gehalt. Die einfache Hanfformel: Je mehr vom Rauschmacher THC die jeweilige Hanfsorte enthält, desto ärmer ist sie am antibakteriellen CBD und umgekehrt. Der ohnehin vielfältig nützliche Faserhanf, arm am Rauschmittel THC, eignet sich deshalb zur Gewinnung des Arzneirohstoffes CBD.

Ätherische Öle und Alkaloide

Für den charakteristischen Geruch des Hanfs sind die leicht flüchtigen ätherischen Öle verantwortlich. ätherische Öle sind im Pflanzenreich weit verbreitet - sie kommen beispielsweise in den Heilkräutern Melisse und Kamille vor.

Ätherische Öle verbreiten den Hanfgeruch

Ein in den ätherischen Ölen des Hanfs enthaltener Geruchsstoff - das Caryophyllenepoxid - wird beim Abrichten von Drogenhunden verwendet. Da dieser Stoff aber auch in Hopfen und Karotten enthalten ist, stand schon mancher Drogenspürhund kläffend vor einer Kiste Mohrrüben.

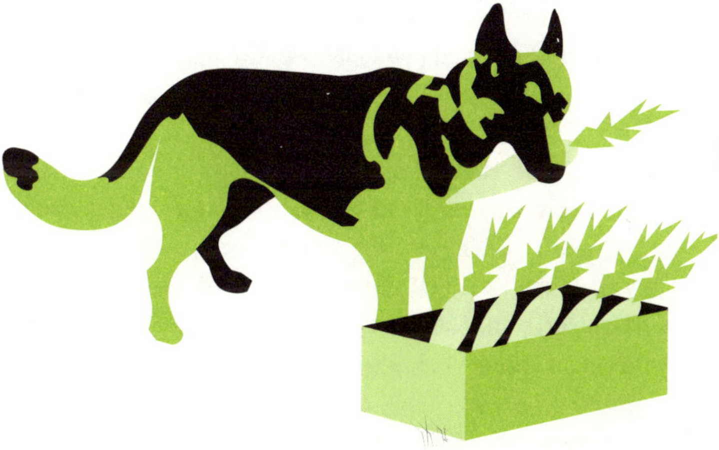

Drogenhunde lieben Mohrrüben

In geringem Umfang findet man im Hanf auch Alkaloide. Das sind pflanzliche Stoffe, die in hoher Dosierung giftig wirken. Der im Hanf enthaltene Anteil ist aber zu gering, um beim Menschen irgendwelche Wirkungen zu zeigen.

Das Geheimnis des Drogenstoffs:

Droge steckt im Harz

Der Drogenstoff THC ist hauptsächlich im Harz des Hanfs enthalten. Die Harzdrüsen sind über die ganze Pflanze verteilt, nur die Samen und Wurzeln sind THC-frei. Die meisten Drüsen liegen an den Blütenständen, an jungen Trieben und an der Unterseite der Blätter. An den Ästen und am Stengel finden sich recht wenige - dort ist also auch der THC-Gehalt geringer.

Generell verfügen weibliche Pflanzen über mehr Harzdrüsen als männliche. Deswegen achten Drogenbauern auf einen hohen Anteil weiblicher Pflanzen auf ihren Feldern. Doch auch der männliche Hanf enthält THC, weniger zwar, doch in der gleichen Qualität.

Wieviel Drogenstoff?

Nicht jede Hanfpflanze enthält gleich viel THC. Der Anteil dieses Wirkstoffes im Hanfharz kann zwischen nahezu null und 15 oder mehr Prozent betragen.

THC-Gehalt – abhängig von der Hanfsorte und dem Klima

Die Höhe des THC-Gehalts hängt hauptsächlich von der Hanfsorte ab. Faserhanf hat beispielsweise einen THC-Anteil von unter 0,3 Prozent. Zur Drogengewinnung benötigt man jedoch einen Anteil von mindestens zwei Prozent. Neben der Hanfsorte spielen auch die klimatischen Verhältnisse und die Art des Anbaus eine wichtige Rolle.

Die Sorge, nach Freigabe des Faserhanfanbaus könne der Drogenhanfanbau zunehmen, ist kaum begründet. Sogar wenn jemand illegal Drogenhanf in deutschen Faserhanf-Feldern versteckte, bliebe der Drogengehalt voraussichtlich gering: Drogenhanfanbau benötigt mehr Wärme und Sonne, als das hiesige Klima bietet. Ein einschlägiges Handbuch empfiehlt während der einhunderttägigen Wachstumsperiode des Drogenhanfs konstante Tagestemperaturen um 26 Grad und Nachttemperaturen nicht unter 18 Grad - Bedingungen, die in Deutschland im Freiland nicht zu erreichen sind. Zudem wirkt sich die für den Faserhanfanbau günstige, enge Pflanzweise negativ auf den THC-Gehalt des Drogenhanfs aus.

Deutschland zu kalt für Drogenhanf

Todesdroge Haschisch?

Obwohl Haschisch lange Zeit als Todesdroge verteufelt wurde, ist bis heute kein Todesfall durch Haschisch bekannt; eine tödliche Dosis für THC gibt es offenbar nicht. Die psychisch wirksame Dosis - also die Menge, die einen Rausch hervorruft, liegt bei fünf bis zehn Milligramm THC. Dies entspricht einer Menge von etwa einem halben Gramm Haschisch.

Kein Todesfall durch Haschisch

Schwer nachweisbares Haschisch

Gut für heimliche Kiffer, schlecht für die Strafverfolger: THC läßt sich nur schwer nachweisen. Blutproben überführen Haschischkonsumenten nur in dreißig bis vierzig Prozent der Fälle, und auch durch Urinproben könnte man allenfalls jeden zweiten Konsumenten erwischen.

Kaum nachweisbar im Blut und Urin

Testverfahren mit einer Fehlerquote in der Nähe von Zufallsergebnissen läßt im Rechtsstaat aber kein Richter gelten. Bei Verkehrsunfällen beispielsweise ist es nach dem Stand der Wissenschaft nicht möglich, vorausgegangenen Haschischkonsum verläßlich nachzuweisen.

THC – der Steckbrief

- kommt ausschließlich im Hanf vor
- sorgt für die berauschende Wirkung der Hanfpflanze
- allerdings: im Faserhanf nur in geringem Ausmaß enthalten
- Anteil ist von Pflanze zu Pflanze unterschiedlich
- generell: weibliche Hanfpflanzen enthalten einen höheren Anteil
- nur schwer im Körper nachzuweisen
- keine tödliche Dosis bekannt

Es fällt nicht vom Baum – die Haschischernte

Nichts für den Kleingarten: Drogenernte

Wer Tips zur eigenen Haschisch-Produktion sucht, wird in diesem Kapitel nicht die gewünschten Anregungen finden. Wer dagegen wissen will, wie Haschisch in den traditionellen Anbaugebieten im Orient und Asien gewonnen wird, der sollte weiterlesen.

Eine Abreibung für das beste Haschisch

Das beste Haschisch wird durch Abreiben des Harzes von der lebenden Pflanze mit den Handflächen gewonnen. Dabei werden die Harzdrüsen durch die Berührung geöffnet, und das Harz bleibt an den Händen kleben. Nach einiger Zeit sehen die Hände aus, als habe man einen Ölwechsel am Auto hinter sich. Der „Dreck" auf der Handfläche ist aber wertvolles Hanfharz. Hat sich davon genügend angesammelt, wird es zu kleinen Kügelchen gerollt und von den Hän-

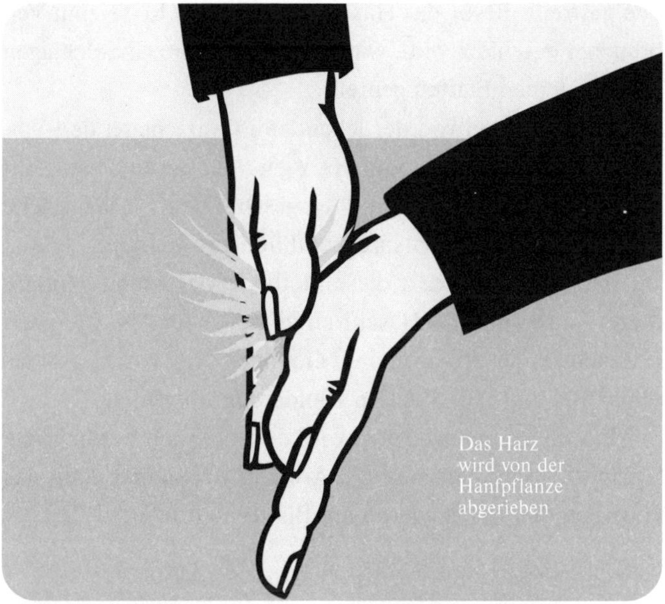

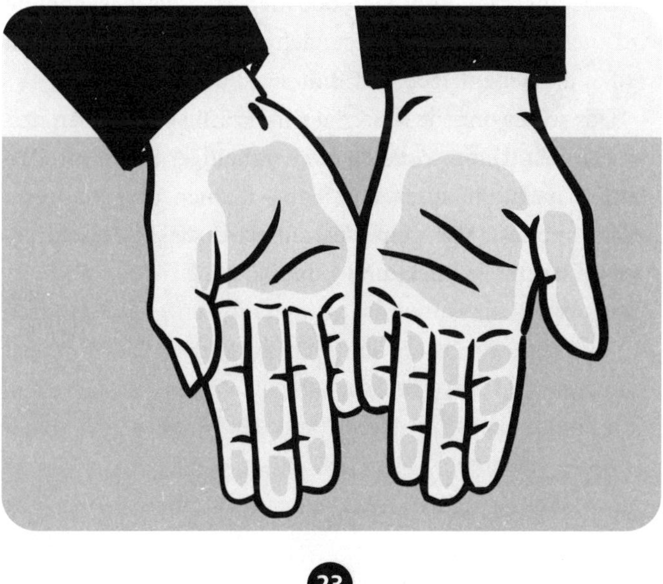

Haschischernte
ist Handarbeit

den gestreift. Bevor das Haschisch auf seine Reise zum Verbraucher geschickt wird, wird es in eine Folie eingeschlagen und zu kleinen Platten gepreßt.

200 Stunden Arbeit für ein Kilo Haschisch

Das Abreiben von der lebenden Pflanze bietet den Vorteil, daß mehrmals pro Jahr Harz geerntet werden kann. Insbesondere in Regionen mit eingeschränkter Anbaufläche bringt das natürlich entsprechend höheren Ertrag.

Allerdings erfordert diese Methode viel Arbeit. Um auf diese Weise ein Kilo Haschisch zu gewinnen, sind je nach Harzgehalt der Pflanze und Geschick des Arbeiters zwischen 100 und 200 Stunden Handarbeit notwendig.

In vielen Anbaugebieten wird deswegen die Hanfpflanze zunächst geschnitten und die Arbeiter reiben erst dann das Harz von den frisch geernteten Blättern ab.

Dreschen für Haschisch

Trocknen und Sieben

Bei einer anderen Methode der Haschischgewinnung wird die geerntete Pflanze zunächst getrocknet. Erst dann werden die Seitentriebe und Blütenstände abgetrennt.

Das so gewonnene Material wird kräftig gedroschen und durchgesiebt. Dabei löst sich ein harzhaltiger Staub von den Blättern und fällt durch das Sieb - Samen und Blattreste bleiben zurück. Vor dem Verkauf wird dieser Haschischstaub in Beutel verpackt und gepreßt.

Haschisch und Marihuana rund um den Globus

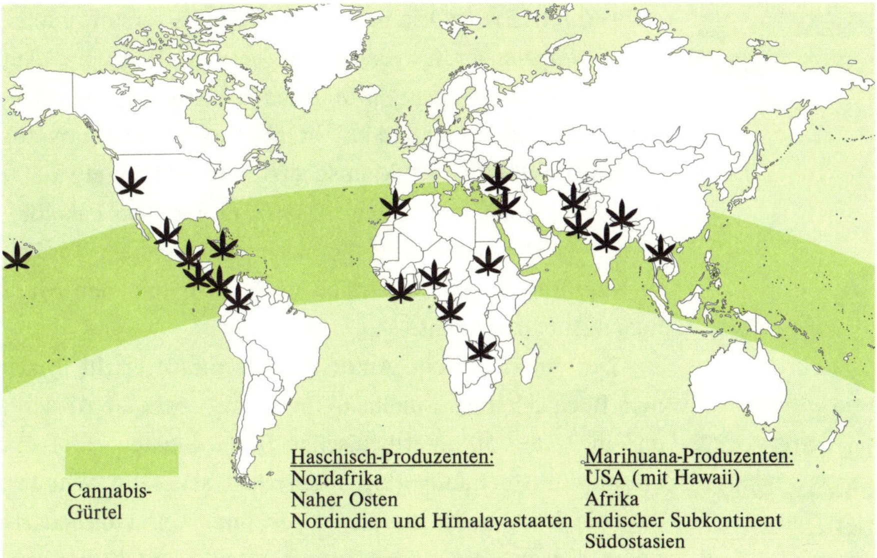

In fast allen Teilen der Welt wird Drogenhanf gepflanzt. Die größte Menge der Cannabisdrogen wächst nicht in Afghanistan, Nepal oder Pakistan, sondern in den USA. Besonders in Nordkalifornien und auf den Hawaii-Inseln wird großflächiger Anbau betrieben. In schwer zugänglichen Tälern verstecken dort die Marihuanabauern ihre illegalen Pflanzen.

Haschisch-Produzent Nr. 1: USA

Obwohl der Konsum der Droge in Kalifornien und auf Hawaii weitgehend toleriert wird, stehen die Drogenbauern unter intensivem Druck der Behörden. Jeden Herbst zur Erntezeit steigen die Hubschrauber der Drogenfahndung auf und suchen die unerlaubten Plantagen.

USA: Kein Sieg im Drogenkrieg

Der Kreuzzug gegen Marihuana, zu dem die Präsidenten Reagan und Bush aufgerufen hatten, zeigte aber bisher nur geringen Erfolg. Ein paar Felder konnten zerstört und einige Hanfpflanzer festgenommen werden. Trotzdem: Auf Hawaii gilt der Anbau von Marihuana inzwischen als wichtigster Industriezweig und hat offenbar sogar den Tourismus bei weitem überflügelt. Man schätzt, daß jährlich etwa 800 Millionen Dollar durch den illegalen Export von Pakalolo, so nennen die Hawaiianer ihr Marihuana, verdient werden. In Kalifornien wird vermutlich noch mehr mit dem Marihuana-Anbau verdient.

Marihuana-Anbau: größte Industrie auf Hawaii

Der amerikanische Autor Chris Conrad vertritt in seinem Buch „Hemp - Lifeline to the future“ sogar die Ansicht, daß in 37 der 50 amerikanischen Bundesstaaten Hanf das umsatzstärkste Landwirtschaftsprodukt sei. Kein Wunder, daß die USA mehr als die Hälfte ihres Cannabisbedarfs selbst decken. Der Rest wird aus Mexiko und Kolumbien eingeschmuggelt.

Wer sich auf unterhaltsame Weise über die Nöte und Schwierigkeiten eines illegalen Hanfpflanzers in Nordkalifornien informieren will, dem sei der Roman „Grün ist die Hoffnung“ von T.C.Boyle wärmstens empfohlen.

Marihuanakonsum in den USA:

schon mal probiert haben:	davon rauchen regelmäßig:	davon rauchen einmal wöchentlich:	davon rauchen täglich:
ca. 68 Millionen Menschen	ca. 20 Millionen Menschen	ca. 6 Millionen Menschen	ca. 3 bis 3,5 Millionen Menschen

In vielen Staaten der ehemaligen Sowjetunion wird nicht nur Faserhanf angebaut, sondern in zunehmendem Maße auch Drogenhanf. Die russische Mafia ist zwar hauptsächlich im Schmuggel von Opiaten, Heroin, Amphetamin und anderen synthetischen Drogen engagiert, doch läßt man sich natürlich auch die schnelle Mark durch den Cannabishandel nicht entgehen.

Die russische Mafia mischt mit

Die meisten in Deutschland verkauften Cannabisdrogen aber stammen aus dem Libanon, Afghanistan, Pakistan, Indien, der Türkei und Marokko. Weitere wichtige Produzenten sind die Länder Südostasiens und Mittelamerikas.

In die Erde damit – der Hanfanbau

Der illegale Drogenhanf ist die eine Seite, der drogenfreie Faserhanf als - seit kurzem zugelassene - Nutzpflanze die andere.

Deutsche Hanf-Bauern schließen sich zusammen

In Mecklenburg-Vorpommern gründeten Bauern im Herbst 1995 einen Verein zur Erzeugung und Vermarktung von Nutzhanf. Grund dafür war nicht Sympathie für das Kifferkraut, sondern die Summe von Vorteilen, die sich die erfahrenen Landwirte vom Anbau der Nutzpflanze versprechen.

So stellt Hanf kaum Ansprüche an den Boden und gedeiht beinahe überall, ungeeignet sind lediglich nährstoffarme Sandböden und schwere Tonböden, in denen sich die Nässe staut.

Anbau auf verseuchten Böden möglich

Man kann die Pflanze sogar auf schwermetallverseuchten Böden anpflanzen. Das Gift aus dem Boden reichert sich zwar in den Blättern an, die dann gebündelt entsorgt werden müssen. Der faserhaltige Stengel aber bleibt schwermetallfrei. Da es hierzulande leider eine ganze Reihe belasteter Böden gibt, könnte der Hanf auf diese Weise zur Rekultivierung verseuchter Flächen beitragen.

Schutzschirm gegen UV-Strahlung

Auch gegen eine andere Umweltschädigung baut sich der Hanf sein eigenes Schutzschild: Auf erhöhte UV-Strahlung aufgrund des wachsenden Ozonlochs reagiert er durch die Produktion von Cannabidiolen - einer Art pflanzeneigenen UV-Schutz.

Zudem ist Hanf sehr robust und resistent gegenüber Pflanzenschädlingen. Eng gepflanzter Faserhanf erstickt aufgrund seines schnellen Wuchses die meisten Unkräuter – chemische Keulen auf den Feldern werden überflüssig. Dies

Die Vorteile des Hanfs

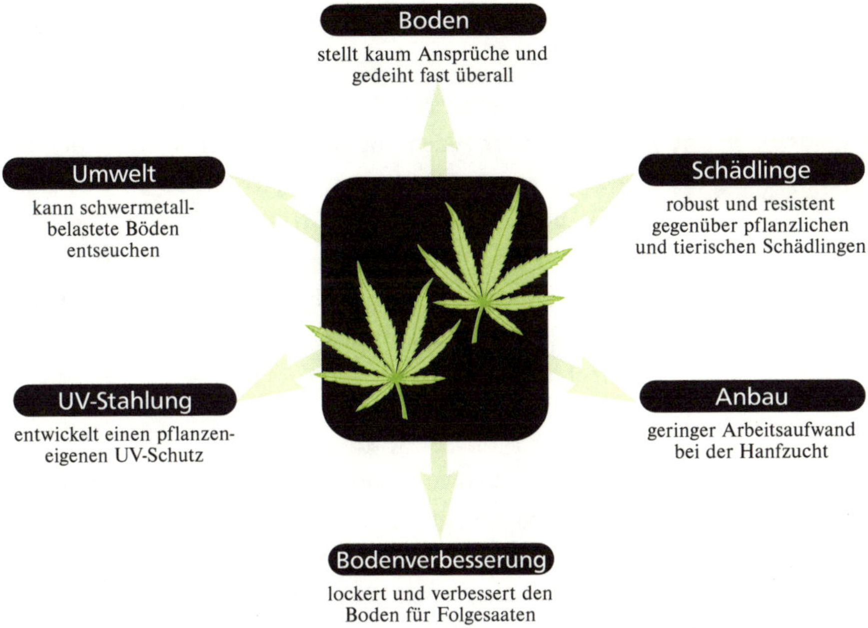

ist gut für die Umwelt und für den Geldbeutel der Bauern; schlecht allein für die chemische Industrie.

Damit nicht genug: Auch tierische Schädlinge meiden den Hanf. Sie teilen die Begeisterung der Kiffer nicht und stürzen sich lieber auf Raps- und Getreidefelder. Dies hat 1993 das Bundeslandwirtschaftsministerium in einer pflichtgemäßen Antwort auf eine parlamentarische Anfrage bestätigt: „Im großen und ganzen ist der Hanf eine Pflanze, die wenig von Krankheiten und Schädlingen heimgesucht wird.“

Würger auf dem Acker: Hanf erstickt Pflanzenschädlinge

Eine kleine Einschränkung lediglich: Pflanzt man Hanf in weiten Reihen zur Samen- oder Drogengewinnung, kann er mitunter nicht alle Unkräuter ersticken. Doch auch dann genügt es meist, ihm durch Jäten zur Hilfe zu kommen. Drogenbauern müßten also zu Hacke und Gummistiefeln greifen.

Andere Pflanzen mögen den Hanf

Hanf verträgt sich hervorragend mit anderen Nutzpflanzen. Da er zudem mit seinen langen Wurzeln den Boden auflockert und verbessert, eignet er sich ausgezeichnet als Vor- und Zwischenfrucht. Pflanzt man beispielsweise in einem Jahr Hanf an und im darauffolgenden Jahr Weizen, kann man nicht nur eine reiche Hanfernte einfahren, sondern im Folgejahr auch mit einem verbesserten Weizenertrag rechnen.

Hanfzucht – gut für „faule" Bauern

Easy going für Hanfbauern

Was die Landwirte besonders freut, ist der geringe Arbeitsaufwand bei der Hanfzucht. Nur vor der Aussaat muß gearbeitet werden. Da die Pflanze viel Nährstoff braucht, verlangt sie nach einem vorgedüngten Boden. Speziell der Bedarf an Stickstoff, Kalzium und Phosphor ist relativ hoch; gleichwohl bleibt der Düngemitteleinsatz mit 50 bis 100 Kilogramm pro Hektar geringer als bei vielen anderen Kulturpflanzen.

Die richtige Düngerdosierung setzt allerdings einige Erfahrung voraus - düngt man zuviel, schießt der Hanf ins Kraut und die Faserqualität läßt deutlich nach. Außerdem wird er dann anfällig für Windschäden.

Durstiger Hanf

Sobald die Samen im Boden sind, kann sich der Hanfbauer auf die faule Haut legen - die Pflanze erledigt von nun an alles von allein. Lediglich für künstliche Bewässerung muß in regenarmen Jahren gesorgt werden.

Faser- oder Samenhanf?

Hanf zur Fasergewinnung muß sehr eng gepflanzt werden, ein Reihenabstand von etwa 15 Zentimetern scheint ideal. Samenhanf braucht dagegen Luft zum Atmen und wird in Reihenabständen von 30 bis 40 Zentimetern ausgesät.

Grundsatzentscheidung: Fasern oder Samen

Präzise Erfahrungen zu den Erträgen an Fasern und Samen pro Hektar gibt es aufgrund der langen Verfemung dieser Nutzpflanze derzeit nicht.

Die Schätzungen lauten etwa 2.500 bis 3.000 Kilo Ertrag an Faser; beim Samenhanf etwa 4.000 Liter Öl. Reiche Erträge von Samen und Fasern im gleichen Feld schließen einander aus.

Ernte pro Hektar: drei Tonnen Fasern oder vier Tonnen Öl

Fazit: Hanf ist eine überaus nützliche Pflanze für eine Ökologisch orientierte Landwirtschaft. Der Einsatz von Schädlingsbekämpfungsmitteln ist minimal, der Ertrag groß und die Verträglichkeit mit anderen Nutzpflanzen optimal.

Ernte und Weiterverarbeitung

Nach etwa hundert Tagen ist der Hanf erntereif. Die ersten deutschen Bauern, die nach Wiederzulassung des Anbaus Hanf auf ihren Feldern ausgesät haben, stehen dann vor einem Problem: Die festen Hanfstengel lassen sich nämlich mit einem konventionellen Mähbalken nicht optimal schneiden. Ideal wäre ein sogenannter Hanfmähbinder, ein spezieller Mähbalken für Hanf.

Probleme zur Erntezeit: neue Maschinen nötig

Doch keine Sorge: Hier werden nicht die unterschiedlichen Mähverfahren erörtert. Das Beispiel zeigt lediglich die Schwierigkeiten der Hanf-Pioniere. Da der Hanfanbau bei uns nach dem Zweiten Weltkrieg völlig vernachlässigt und in

Noch fehlen Wissen und Maschinen

der Bundesrepublik in den achtziger Jahren sogar verboten wurde, fehlen jetzt natürlich Know how und Geräte.

Hanfbauern werden also eine Anlaufzeit von mehreren Jahren benötigen, bevor sie auf ihren Feldern optimale Erträge erwirtschaften können.

Deutsche Industrie hanf-unfähig

Mit der Ernte enden die Probleme der Hanfbauern noch nicht. In Deutschland gibt es gegenwärtig keine Möglichkeiten zur Weiterverarbeitung für Faserhanf. Es bleibt daher nur der Export ins Ausland. Transportkosten werden deshalb in der Anfangsphase die Erträge mindern.

Weiterverarbeitung vorerst nur im Ausland

In der Hanffabrik werden die Faserbündel vom Holzkörper getrennt. Dies geschieht gegenwärtig meist nach dem sogenannten Wasserröstverfahren. Dabei wird der Hanf mehrere Tage in ein Warmwasserbad gelegt. Dort lösen sich die Fasern von den hölzernen Stengeln und können anschließend mechanisch weiterverarbeitet werden.

Dreckige Verarbeitung – muß nicht sein!

Ökologisch problematisch bleibt bei der Wasserröste die dabei entstehende Hanfbrühe. Als Hanf im vorigen Jahrhundert in Deutschland verarbeitet wurde, hat man diese Brühe meist ungeklärt in die Gewässer abgelassen - Überdüngung des Wassers und im Ergebnis Fischsterben waren häufig die Folge. In vielen Ländern des ehemaligen Ostblocks wird auch heute noch so verfahren. In Rumänien wird die Hanfbrühe vielfach als Dünger auf die Felder ausgebracht. In modernen Kläranlagen dagegen könnte die Hanfbrühe abgebaut werden.

Zur Zeit wird in deutschen Labors an umweltfreundlichen Verarbeitungsverfahren geforscht. So sollen möglicherweise einmal die Hanffasern durch Ultraschall vom Stengel gelöst werden. Schädliche Abfälle fielen dann nicht mehr an. Die Ultraschalltechnik steckt aber noch im Entwicklungsstadium und wird gegenwärtig nur im Labormaßstab angewandt.

Hanfverarbeitung durch Ultraschall

Die lange Geschichte des Hanfs

Hanf zählt zu den ältesten Kulturpflanzen. Bereits 5.000 Jahre vor unserer Zeitrechnung wurden daraus in China Schnüre, Seile und Netze hergestellt. Doch schon lange vorher wurde dort Hanf angebaut.

Frühe Hanfexperten in China

Experten vermuten, daß vor 12.000 Jahren in China die ersten von Menschenhand angelegten Hanffelder blühten. Im ersten chinesischen Heilkundebuch aus dem 1. Jahrhundert vor unserer Zeitrechnung, das wiederum auf Überlieferungen aus dem Jahr 2.700 v.Chr. zurückgeht, wurde die Wirkung von Hanf im Kampf gegen Rheuma, Malaria, Zerstreutheit, Vitaminmangel und Frauenleiden lobend erwähnt.

Dank solcher Empfehlung galt Hanf damals als beliebte Handelsware. Ob sich die Chinesen auch am Rauch der Hanfblätter ergötzt haben, ist nicht bekannt. Fest steht indes, daß sie seit dem ersten vorchristlichen Jahrhundert Papier aus Hanf herstellten.

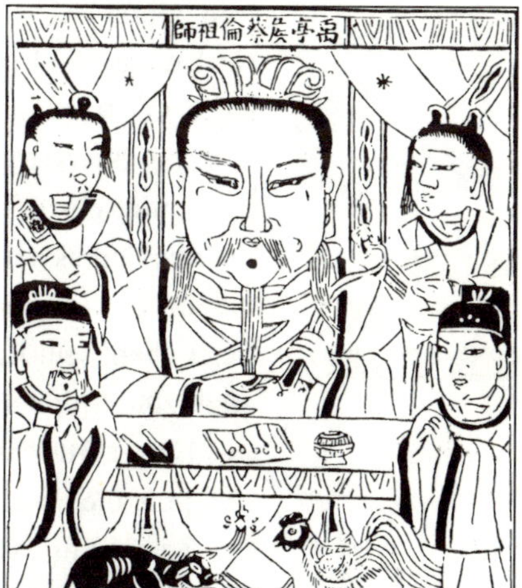

Der Chinese Ts'ai Lun gilt als Erfinder des Papiers

Hanfsamen als Grabbeigabe

Auch hierzulande war Hanf bereits in grauer Vorzeit bekannt. Der älteste Fund stammt aus dem Jahr 5.500 v. Chr., aus vorgermanischer Zeit. Er wurde in Eisenberg in Thüringen ausgegraben, wo man Hanfsamen als Grabbeigabe entdeckte. Dies legt die Vermutung nahe, daß die Pflanze damals kultische Bedeutung hatte. Praktischen Nutzen dagegen boten auch damals Hanfseile: In der Nähe von Stuttgart fanden Archäologen einige Reste aus dem 8. Jahrhundert vor Christus.

Kiffer an der Macht?

Im Alten Ägypten wußte man um die berauschende Wirkung des Hanfs. Dort wurde er ausschließlich zur Drogengewinnung angepflanzt, an seinen Fasern war man ebensowenig interessiert wie an den nährstoffreichen Samen. Neue (allerdings noch nicht bestätigte) Untersuchungen wollen sogar in den Mumien der Pharaonen Spuren von THC, dem Haschischwirkstoff, entdeckt haben.

Haschisch-Werbung vor 2.500 Jahren

Erste schriftliche Hinweise auf die Droge Haschisch findet man auf assyrischen Ziegeltafeln aus dem 6. Jahrhundert vor unserer Zeitrechnung. Dort heißt es: Hanf „ist gut für das Leben, sein Rausch erhebt die Gedanken, er eignet sich auch zum Spinnen."

Eifrige Haschischkonsumenten waren die kriegerischen Skythen, die zwischen 1.000 und 300 v. Chr. die Region des heutigen Südrußland beherrschten. Dieses Nomadenvolk verwandte Hanf zu kultischen Zwecken und als Grabbeigabe. Anders als heute wurde damals die Droge nicht geraucht, sondern in Dampfschalen verbrannt und inhaliert. Dies weiß man aus Erzählungen des griechischen Schriftstellers

Antike Haschisch-Freunde

Herodot (ca. 490 v.Chr. bis ca. 420 v.Chr.), der auch die Thrakier besuchte und feststellte, daß sie Hanfkleider trugen, „welche ganz genauso aussehen wie leinene".

Die Liste der Völker, die bereits in grauer Vorzeit Hanf kannten und nutzten, ließe sich noch lang fortsetzen.

Die Bibel und der Hanf

Daß der Hanf nicht Einzug in das Buch der Bücher gehalten hat, liegt an einem Übersetzungsfehler. Bei dem bekannten Bibelzitat „Eher geht ein Kamel durch ein Nadelöhr als ein Reicher in den Himmel", wurde aus dem Hanfseil im Original in der lutherischen Übersetzung ein Kamel. So war das Bild in der Originalfassung sicherlich ein wenig lebensnäher.

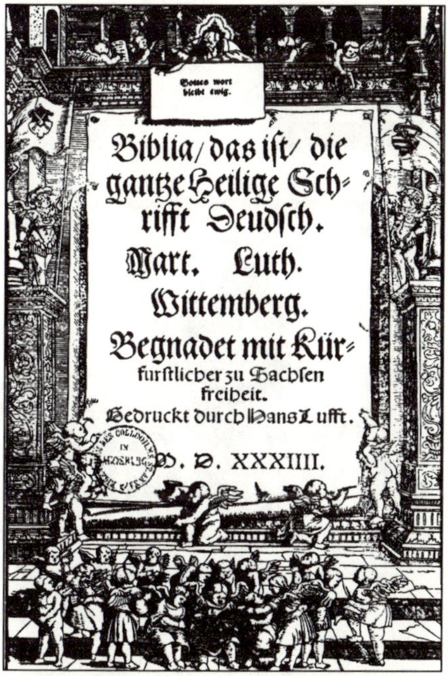

In der „Luther Bibel" von 1534 wurde aus dem Hanfseil ein Kamel

Hanf und die Potenz

Der griechische Arzt Dioskurides erwähnte im ersten Jahrhundert nach Christi Geburt die Heilwirkung der Pflanze Hanf. Ebenso wie sein römischer Kollege Galen (131 bis 201 n. Chr.) warnte er aber vor deren übermäßigem Genuß. Denn dann – so die beiden Gelehrten – könnten Potenzschäden auftreten. Dies wußte auch Plinius der Ältere (24 bis 79 n.Chr.) hundert Jahre zuvor: Der Hanfsamen, schrieb er, „soll die Zeugungsfähigkeit der Männer zerstören."

Ein Gedicht: Hasch als Aphrodisiakum

Vor solchen Folgen fürchtete man sich in der arabischen Welt offenbar nicht. Im Gegenteil: Dort wurde Hanf als wirkungsvolles Aphrodisiakum geschätzt. In einem persischen Gedicht heißt es beispielsweise:

„Vom Haschisch wird der Peniskopf groß
gleich dem Amboß, wie er auch sei -
er wird zweimal so groß."

Für Lust und Liebe, gegen Rheuma und Blasenleiden

Doch schon ein paar Zeilen weiter mahnt der Dichter Mäßigung an:

„Das Haschisch ist es,
das dem Verstand Erleuchtung bringt,
zum Esel wird,
wer es wie Futter verschlingt."

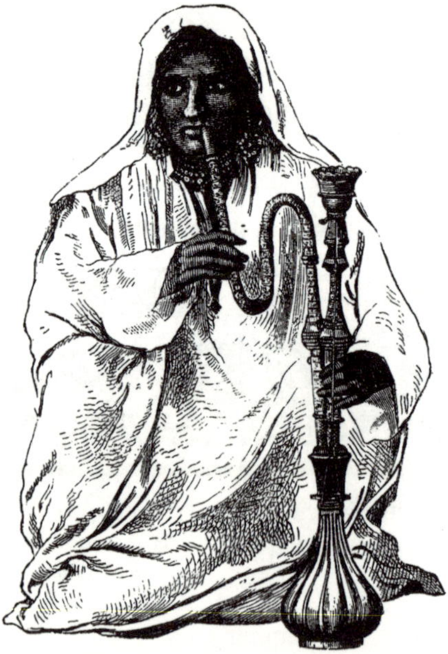

Oft wurde Haschisch nicht allein, sondern in Kombination mit anderen luststeigernden Zutaten verwendet. Aus dem Orient wird von „Fröhlichkeitspillen" berichtet, die neben Haschisch auch Opium, Stechapfel, Moschus, Honig und Gewürze enthielten.
Hanfprodukte wurden von den Arabern nicht nur als Doping beim Liebesspiel verwendet, sondern weit darüber hinaus in der Medizin - zum Beispiel gegen Rheumatismus und Blasenleiden.

Von der Liebesgöttin geschätzt

Ob die berauschende Wirkung von Hanf im vorchristlichen Germanien bekannt war, ist unbekannt. Auf jeden Fall aber galt die Pflanze als ein Symbol der Fruchtbarkeit und deshalb zugleich als Lieblingspflanze der Liebesgöttin Freya.

Die Germanen schätzten die Fasern des Hanfs: Sie fertigten daraus Seile, Stricke und mehr. Das erste europäische Hanfkleid entdeckte man im Sarkophag der Merowingerkönigin Arnegunde (520 bis 565) unter der Basilika von Saint-Denis in Paris. Bei den nordeuropäischen Wikingern fand man Hanfkleidung und -samen als Grabbeigabe.

Hanf im Kloster

Ebenfalls als Heilpflanze wurde der Hanf seinerzeit eingesetzt. Karl der Große (747 bis 814) schätzte ihn so sehr, daß er den Anbau in allen Klostergärten befahl. Die in unseren Tagen wieder zu Ehren gekommene Klosterfrau Hildegard von Bingen (1098 bis 1179) empfahl die Pflanze gegen Geschwüre und zur Behandlung von Brandblasen. Zwar erleben die Bücher der Hildegard-Medizin derzeit eine wahre Modewelle - doch keines davon erwähnt die von Hildegard empfohlene Anwendung von Hanf als Heilmittel.

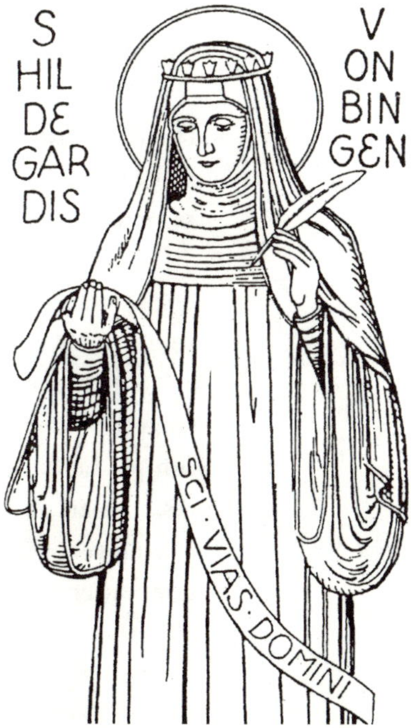

Hildegard von Bingen (1098 bis 1179), Klosterfrau und Heilkundlerin

Gewalt im Haschischrausch?

Ruchlose Gerüchte von bekifften Killern

Zu trauriger Berühmtheit gelangte im 11. Jahrhundert der Geheimbund der Assassinen (vom arabischen Hashshasyn - Haschischesser). Diese Ismailitensekte wurde von Hasan Ibn Sabbah (gestorben 1134), dem „Alten vom Berge“, begründet. 1090 eroberten die Assassinen die Festung Alamut in Nordpersien. Von dort aus tyrannisierten sie in den Folgejahren die Herrscherfamilien der Nachbarprovinzen und töteten viele dieser Nachbarn im „Haschischrausch“. Allein für das Jahr 1092 weiß die Legende von 120 Meuchelmorden zu berichten.

Die den Assassinen zur Last gelegten Morde mögen vielleicht der Realität entsprechen, daß dabei Haschisch eine Rolle gespielt hat, ist allerdings unwahrscheinlich und durch keine historische Quelle belegt.

Haschisch dämpft nachweislich die Aggressivität und dürfte als Aufputschmittel vor dem Kampf kaum geeignet sein.

Trotzdem mußte der eindeutige Ruf der Assassinen in späteren Jahren oft als Begründung für die Ächtung von Haschisch herhalten. Im englischen und französischen sind die Assassinen ob ihrer garstigen Betätigung sogar in die Sprache eingezogen - „assassin“ bedeutet dort Meuchelmörder oder Attentäter.

Wissen aus dem Orient

Mit den Kreuzfahrern kam im 12. Jahrhundert das Wissen um die berauschende Wirkung des Hanfs aus dem Heiligen Land nach Europa. Mit zum Drogenimage der Pflanze trug Marco Polo (1254 bis 1324) bei, der in seinen Reiseberichten den Haschischkonsum in Arabien ausführlich schilderte.

Paracelsus (1493 bis 1541) beobachtete die aufmunternde Wirkung der Droge, als er schrieb, daß Haschisch bei den Mauren „gegen vielfältige Schmerzen, aber vor allem gegen Melancholie" genommen werde.

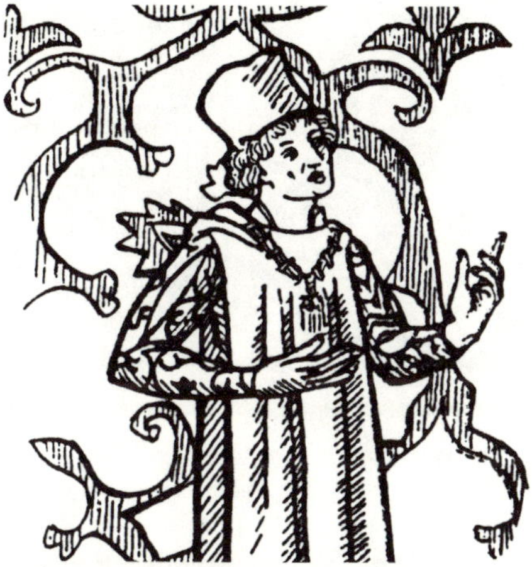

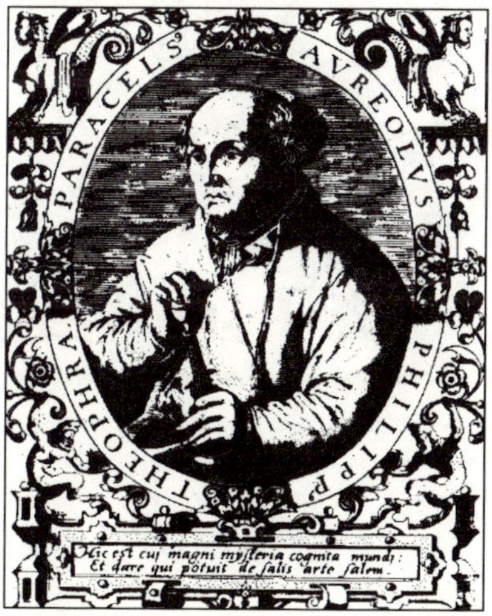

Oben: Marco Polo, Weltreisender, erfuhr von Haschisch in Arabien

Darunter: Paracelsus - Arzt und Hanfförderer (Portrait von 1597/98)

Hanf für den Fortschritt

Der Siegeszug des geschriebenen Wortes nach der Erfindung des Buchdrucks durch Gutenberg und die Fahrt von Kolumbus nach Amerika: Die beiden wohl wichtigsten Ereignisse des 15. Jahrhunderts wären ohne Hanf kaum möglich gewesen.

Als Johannes Gutenberg 1455 den Buchdruck entwickelte, legte er damit die Grundlage für die weite Verbreitung von Büchern - und Ideen. Doch ohne Papier wäre Gu-

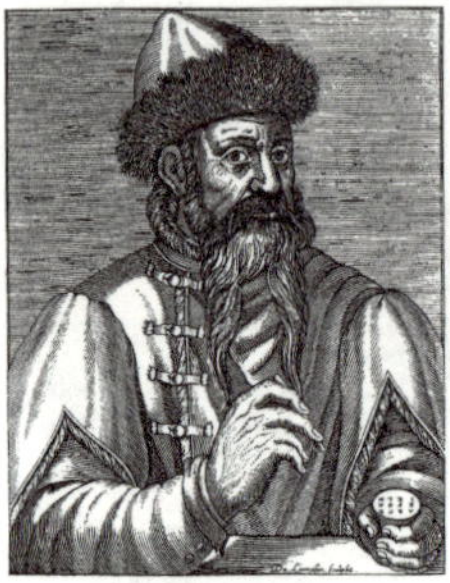

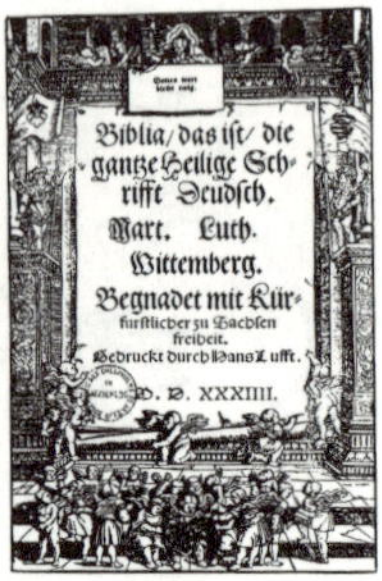

Johannes Gutenberg

Gutenberg-Bibel, gedruckt auf Hanfpapier

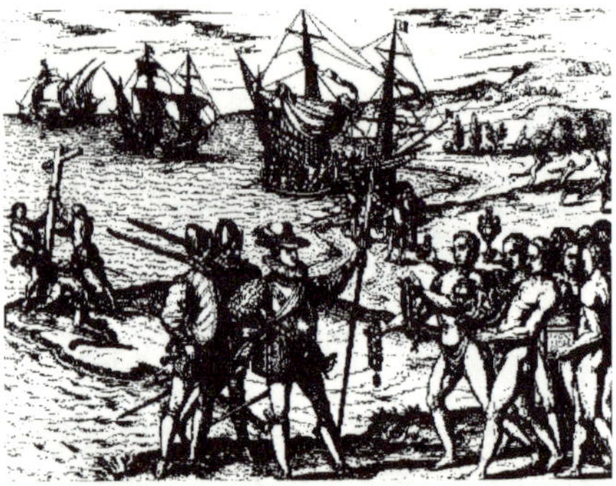

Die Ankunft des Kolumbus auf Haiti, nur möglich durch Segel und Taue aus Hanf

tenbergs Maschine wertlos geblieben. Außer dem teuren, aus Tierhäuten hergestellten Pergament war Hanfpapier damals die wichtigste Schreib- und Druckunterlage (zur Papierherstellung -> S. 60). Übrigens: Auch von den 150 Exemplaren der Gutenbergbibel wurden die meisten auf Hanfpapier gedruckt.

Kolumbus, der 1492 die Küste Kubas und Haitis erreichte, hätte die Neue Welt ohne Hanf mit Sicherheit nie gesehen. Die Taue und Segel auf seinen Schiffen waren ausnahmslos aus Hanffasern gefertigt. Gleichwertige Ersatzstoffe gab es nicht. Ohne Hanf wären den Indianern die europäischen Einflüsse noch einige Zeit erspart geblieben, und Christoph Kolumbus hätte die Ehre der Entdeckung Amerikas wohl jemand anderem überlassen müssen.

Hanf heilt und hemmt

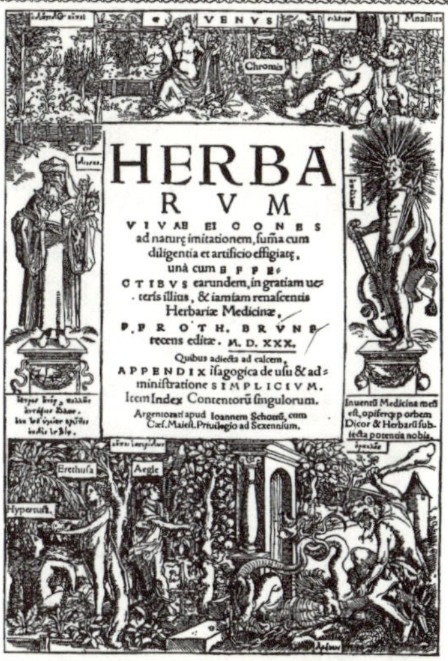

Im Mittelalter dauerte die Diskussion an: Nützt oder schadet der Hanf? Otto Brunfels (1489 bis 1554) meinte in seinem „Kreuterbuch“ von 1538 schlicht und einfach „Hanff macht doll im kopff.“ Aber er empfahl Hanf auch gegen allerlei Gebrechen: So helfe er unter anderem bei Ohrenleiden, Husten, Magenbeschwerden, Gelbsucht, Verstopfung der Galle und Wassersucht.

Wie die Ärzte des Altertums warnten die deutschen Kräuterväter vor Potenzschäden. Der Botaniker Leonhard Fuchs (1501 bis 1566) schrieb in seinem Buch „De Historia Stirpum“ dazu: „Der Hanfsamen in großer Menge genommen, drücket und tilgt auf den männlichen Samen“. Und Brunfels: „Wer vom Hanfsamen zuviel trinkt, der verliert seine gebährende Kraft“.

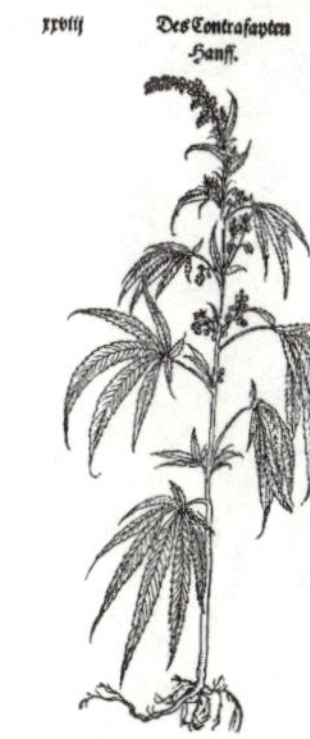

Auch Adam Lonitzer (1528 bis 1586), der damals unter seinem Künstlernamen Lonicerus publizierte, schloß sich diesen Warnungen an. Bei ihm hieß es: „Wer Hanfsamen zuviel nützt, und in Sonderheit die Männer, denen wird ihr natürlicher Same verruckt.“ In dieser Meinung wurden die deutschen Kräuterväter von ihrem englischen Kollegen Nicholas Culpeper (1616 bis 1654) unterstützt. Er schrieb in seinem „Complete Herbal“ über Hanf: „..., zu viel Gebrauch läßt den Samen der Vermehrung eintrocknen; wird er aber mit Milch gekocht und eingenommen, so hilft er bei heißem oder trockenem Husten.“

Titelblatt und Hanfdarstellung aus Otto Brunfels Kräuterbuch von 1530

Die Hexen und der Hanf

Hexenkraut...

Im Mittelalter war Hanf nicht nur Rauschmittel und Arznei, sondern auch ein wichtiger Bestandteil im „Kampf gegen das Böse".

Die Pflanze war als Hexenkraut bekannt und sollte böse Geister fernhalten. Deshalb wurden damals vor vielen Häusern Hanfstauden gepflanzt.

... und Kraut der Hexen

Allerdings setzte auch die Gegenseite Hanf ein: Einige „Hexen" verwandten in ihren „Flugsalbenrezepten" Hanfblätter. Als weitere Zutaten waren angeblich Menschenfett (wichtig: von einem Erhängten!), Bilsenkraut, Tollkirsche, Opium, Calmus, Sonnenblumenkerne und Weizen nötig. Ein Gebräu, das heute aus einer Reihe von Gründen kaum mehr genutzt wird.

Die Hexen hielten übrigens auch nicht viel von der Lehrmeinung der Kräuterväter - sie verwendeten, so die Legende - Hanf als Aphrodisiakum. Potenzschäden fürchteten sie nicht.

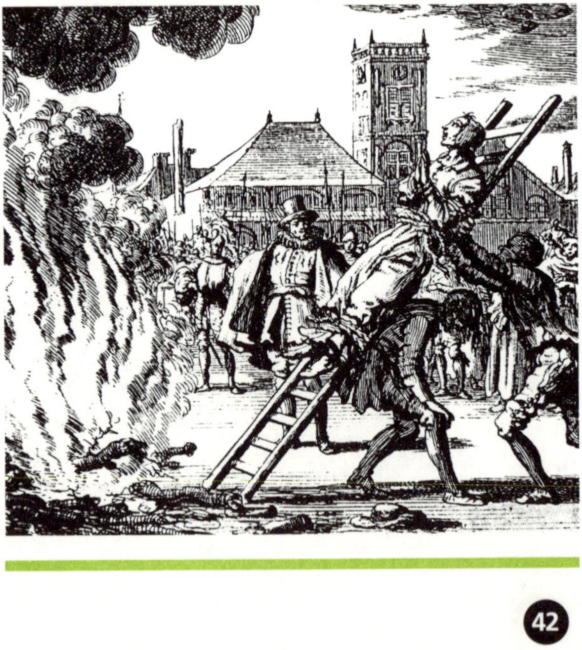

Hexenverbrennung im Mittelalter

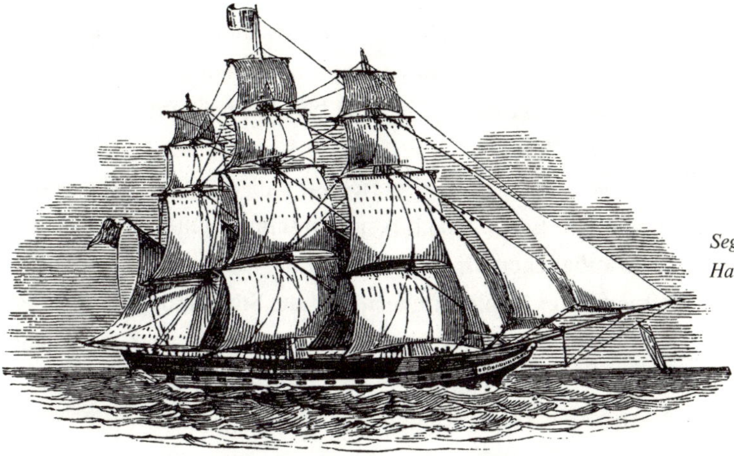

Segelschiff, Hanfsegel

Hanf wird knapp

Mit der Entdeckung der Neuen Welt boomte die Schifffahrt und der Bedarf an Tauen und Segeln stieg. Aus einheimischer Produktion konnte keine Seefahrernation ihren Bedarf decken.

Hanfanbau wird Pflicht

Nachdem das spanische Königshaus 1545 in den Überseekolonien den Hanfanbau befohlen hatte, erließ auch der englische König Jakob I. (1566 bis 1625) ein Gesetz, das die Farmer in den amerikanischen Kolonien verpflichtete, auf zwei Dritteln ihrer Felder Hanf anzubauen.

Ohne Hanf wäre die Seefahrt nur schwer möglich gewesen, und deshalb ist es nicht verwunderlich, daß sich sogar das englische Wort für Segeltuch „canvas" von Cannabis ableitet.

Die Herren Präsidenten und der Hanf

Die berühmtesten Hanf-Farmer der Geschichte sind wahrscheinlich die beiden amerikanischen Präsidenten George Washington (1732 bis 1799) und Thomas Jefferson (1743 bis 1826).

Der Präsident als Hanfschmuggler

Von Jefferson wird berichtet, daß er chinesische Hanfsamen von Europa nach Amerika schmuggelte. Nicht wegen eines möglichen Drogenrisikos stand die Ausfuhr von Hanfsamen unter Strafe, sondern weil die Staaten der Alten Welt den Pionieren in der Neuen Welt das kostbare Kraut nicht überlassen wollten.

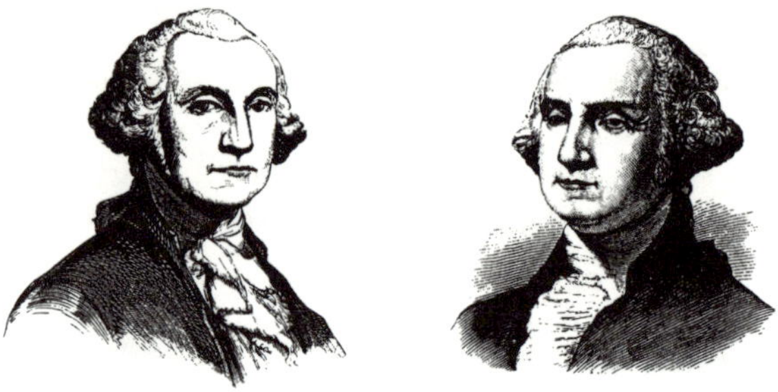

Die amerikanischen Präsidenten und Hanfbauern George Washington (links) und Thomas Jefferson

Schadloser Genuß

Damals: Ein Haschpfeifchen zum Bier

Vor etwa 200 Jahren zählte der Hanf zu den beliebtesten Genußmitteln in deutschen Landen. Für Haschischzigaretten wurde offen in den Zeitungen geworben, und Bauern rauchten die selbstgeernteten Hanfblätter im Pfeifchen zum Bier. Gesundheitsschäden fürchtete dabei niemand - im Gegenteil. Wie konnte denn schlecht sein, was der Herr Doktor gegen so viele Krankheiten verschrieb?

Hanf hilft gegen alles

Im 18. und 19. Jahrhundert wurde Hanf als Medizin gegen „fast alles“ eingesetzt.

Hanfmedizin verschrieben die Ärzte gegen Husten und Asthma ebenso wie gegen Migräne und Schlafstörungen, gegen Hühneraugen und Warzen. Damit hatte es eine ähnliche Einsatzbreite wie ein anderes damals geschätztes Wundermittel: das Opium. Während das Opium als Mittel gegen schwere Fälle diente, wurde die Hanfmedizin auch bei Alltagsleiden eingesetzt.

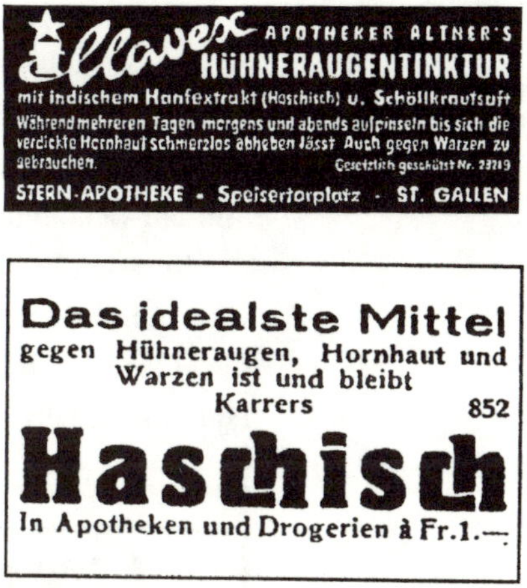
Ellavex
APOTHEKER ALTNER'S
HÜHNERAUGENTINKTUR
mit indischem Hanfextrakt (Haschisch) u. Schöllkrautsaft
Während mehreren Tagen morgens und abends aufpinseln bis sich die verdickte Hornhaut schmerzlos abheben lässt Auch gegen Warzen zu gebrauchen.
Gesetzlich geschützt Nr. 23219
STERN-APOTHEKE - Speisertorplatz - ST. GALLEN
Das idealste Mittel
gegen Hühneraugen, Hornhaut und Warzen ist und bleibt
Karrers
852
Haschisch
In Apotheken und Drogerien à Fr. 1.—
Hanf-Werbung aus der Zeit um 1900

In den vierziger Jahren des 19. Jahrhunderts empfahl der Arzt Georg Friedrich Most in der „Encyklopädie der gesammelten Volksmedizin“ Hanfsamen sogar als Heilmittel für Babys: „Kleine Kinder im ersten Lebensjahre bekommen nach Erkältung oft Harnverhaltung, wogegen ich als ein sehr wirksames Hausmittel einen Theelöffel voll gestossenem Hanfsamen mit einer halben Obertasse kochendem Wassers übergossen ... habe kennen lernen.“

Hanf als Babymedizin

Kein Wunder, daß bei einem so universellen Einsatz der Hanf knapp wurde. 1890 hieß es in Meyers Konversationslexikon: „In Deutschland wird Hanf hauptsächlich im Elsaß, in Baden, Hessen-Darmstadt, Westfalen, Hannover und Thüringen gebaut; die Produktion beträgt 11 bis 17 Millionen Kilogramm, doch genügt die inländische Produktion noch lange nicht, um den Bedarf zu decken.“

Vor hundert Jahren: Hanf-Mangel

Hosen aus Hanf

Hanf-Jeans für Goldwäscher

Auf den Rohstoff Hanf griff auch ein gewisser Levi Strauss zurück, als er in den siebziger Jahren des 19. Jahrhunderts eine neue Art von Arbeitshosen entwarf. Seine Jeans waren für ihre Reißfestigkeit und Langlebigkeit bekannt und entwickelten sich schnell zu einem Verkaufsschlager.

Von den heutigen Jeans darf man die Qualität ihrer Vorväter aber nicht mehr erwarten. Denn inzwischen werden die Hosen aus Baumwolle gefertigt, und die kann es, was die Haltbarkeit betrifft, mit dem Hanf nicht aufnehmen.

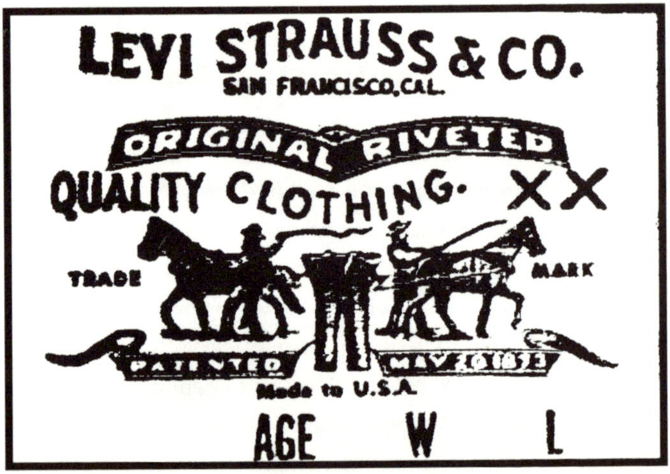

Hanf-Jeans kann man seit kurzem bei uns wieder kaufen. Viele Hanfläden bieten die, zur Zeit allerdings noch sehr teuren, Hosen an.

Baumwolle und Holz verdrängen Hanf

Trotz der minderen Qualität setzte sich die Baumwolle im Laufe des 19. Jahrhunderts allmählich gegen die Hanffasern durch. Grund dafür war die Erfindung von Baumwoll-Spinnmaschinen, die eine automatische und damit billigere Produktion von Baumwoll-Textilien ermöglichten.

Hanf-Waren wurden zu teuer

Da entsprechende Maschinen für die Verarbeitung von Hanf fehlten, war im Ergebnis Kleidung aus Hanffasern zu teuer. Wie sähe wohl heute die Landwirtschaft aus, wären zuerst Spinn-Maschinen für die robusten Hanffasern verfügbar gewesen?

Etwa zur gleichen Zeit erlebte auch die Papierverarbeitung eine Revolution. Durch die Erfindung des Holzschliffs konnte man Holz in seine Fasern zerlegen. Damit war die Grundlage für die Papierproduktion aus Holz gelegt (S. 60).

Bis zum ersten Jahrzehnt des 20. Jahrhunderts war der Hanf in Deutschland als Rohstoff für die Textil- und Papierproduktion weitgehend verdrängt.

Zwischenhoch für Hanf im Ersten Weltkrieg

Mit Ausnahme einer kleinen Zwischen-Konjunktur während des Ersten Weltkriegs - damals fehlte es an ausländischen Rohstoffen - nahm die Hanfanbaufläche ab. Eine Trendwende zugunsten des Hanfs zeichnete sich Ende der zwanziger Jahre ab. Damals stand die Entwicklung einer Hanfschälmaschine kurz vor dem Abschluß, und damit drohten die Verarbeitungsvorteile von Baumwolle und Holz zu entfallen. Hanf schien wieder auf dem Vormarsch - doch dann begann die Drogenkarriere der Pflanze.

Hanf wird illegal

1911: erste Hanfverbote

Als die ersten Staaten sprachen 1911 Südafrika, die Türkei und Ägypten ein Hanfverbot aus. Endgültig verbannt wurde der Hanf erst Ende der zwanziger Jahre, als der Völkerbund „Herstellung, Einfuhr, Verkauf, Vertrieb, Ausfuhr und Verwendung" untersagte.

Ende der zwanziger Jahre: Völkerbund verbietet Hanf

Bei der damaligen Entscheidung spielte nicht nur die Sorge um die Gesundheit der Menschen ein Rolle, sondern massive Lobby-Arbeit: In den Vereinigten Staaten entzündeten damals Papier- und Chemieindustrie eine Anti-Hanf-Kampagne. Die Unternehmen befürchteten, daß mit dem wiedererstarkten Hanf eine Konkurrenz heranwachsen könnte. Papier aus Hanf statt aus Holz, Textilien aus Hanf statt aus Baumwolle oder aus den modernen Kunststoffen – für die Industriebarone der damaligen Zeit ein bedrohlicher Gedanke.

Mythos von der Mörderdroge

Einer der Hauptakteure im Kampf gegen Hanf war der exzentrische Zeitungsbaron William Rudolph Hearst, der in seinen Publikationen die Angst gegen die „Mörderdroge Marihuana" schüren ließ. Auch plumper Rassismus mußte bei der Hetzkampagne herhalten: Durch Marihuana würden „die Schwarzen" enthemmt und zu schaurigen Schandtaten fähig, so und ähnlich hieß es immer wieder in der Propaganda der Hearst-Presse.

Die Stunde der Mörderdroge

Unter Hanf (englisch: hemp) verstanden Zeitungsleser in den USA die nützliche Faserpflanze. Drogentote, Vergewaltigungen und Morde brachten sie damit nicht in Verbindung. Ein neues Wort für den Bösewicht mußte her; und das fand man bei den Nachbarn in Mexiko. Das Slangwort „Marijuana" wurde amerikanisiert, und unter dem Namen „Marihuana" wurde der gute alte Hanf den Lesern als „Mörderdroge" vorgestellt.

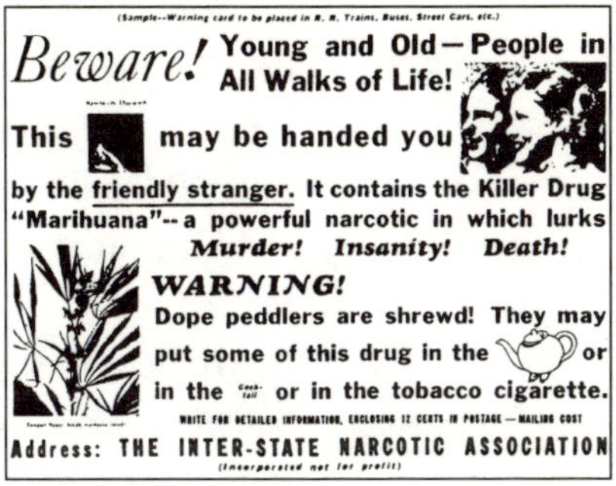

Flugblatt aus den USA von 1940: Marihuana führt zu Mord, Wahnsinn, Tod.

Ein weiterer Hauptakteur im Kampf gegen Hanf war Harry J. Anslinger, ein Verwandter des damaligen US-Finanzministers. Der wiederum war im Zivilberuf Bankier und größter Geldgeber für Chemie- und Papierkonzerne.

Gegen Marihuana und Jazz

Als Leiter der staatlichen Drogenbüros blies Anslinger zur Hetzjagd auf Marihuana und Jazz. Die Musik überlebte die Kampagne ohne großen Schaden, doch die Nutzpflanze Hanf war seither geächtet.

Anslingers Thesen sind samt und sonders widerlegt. So stammt von ihm der bemerkenswerte Satz: „Marihuana ist die gewalterzeugendste Droge in der Geschichte der Menschheit." Dennoch trug dieser brachiale Unsinn viel zur Stigmatisierung des Hanfs bei. Und tatsächlich sind die Nachkommen dieser Thesen bisweilen heute noch in Diskussionen zu hören.

Hanf-Comeback im Zweiten Weltkrieg

Eine kurze Aufschwungphase erlebte der Hanf während des Zweiten Weltkriegs. Der Welthandel war zusammengebrochen und überall versuchte man, sich mit Hilfe einheimischer Rohstoffe zu versorgen. Der leicht anzubauende und vielseitig nutzbare Hanf kam so vorübergehend zu neuen Ehren.

Kriegsgewinnler Hanf

In der „Lustigen Hanffibel" wurden dem vom Krieg gebeutelten Volk die Vorteile des Hanfanbaus erläutert. Der Reichshauptabteilungsleiter II des Reichsnährstandes schrieb in seinem Vorwort: „In bewegter Zeit erscheint die Hanffibel und beweist damit die Wichtigkeit des Hanfanbaus. In lustiger, aber eindringlicher Form soll sie mithelfen, Zweifelsfragen des Anbaus zu lösen und eine alte Kultur des Niederungsmoorbodens zu neuer Blüte zu bringen. Wer sie sorgfältig beachtet, hilft zum Gelingen."

Hanf als Waffe

Auf 30 Seiten wurden die Vorteile und Möglichkeiten des Hanfanbaus in Reimform dargelegt. Schlecht gedichtet, aber zutreffend endet das Büchlein mit dem Satz: „So bringt der Hanf, der groß und stark, viel Rohstoff uns und manche Mark."

Auch jenseits des Atlantiks verstummten zeitweise die Mörder-Marihuana-Rufe; auch in den USA durfte Hanf mithelfen, die Rohstoffknappheit des Krieges zu bekämpfen.

„Hemp for victory"

Dort wurde mit dem Slogan „hemp for victory - Hanf für den Sieg" für mehr Hanfanbau geworben. Sogar ein Werbefilm für Hanf wurde gedreht, den alle Farmer des Landes ansehen mußten. Und noch ein Zuckerbrot zugunsten des Hanfs: Wer sich zum Hanfanbau entschloß, wurde vom Militärdienst freigestellt!

Das verbotene Kraut

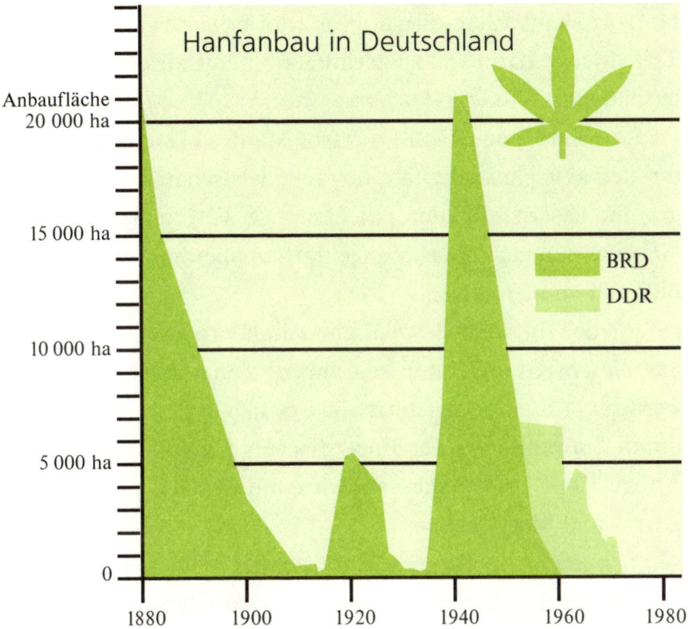

Originalskizze aus Herder, Bröckers, Katalyse - Die Wiederentdeckung der Nutzpflanze Hanf

Nach Ende des Zweiten Weltkriegs waren wieder andere Rohstoffe verfügbar und Hanf geriet auf beiden Seiten des Atlantiks in Vergessenheit. Mitte der fünfziger Jahre wurde der Anbau in der Bundesrepublik eingestellt. In der DDR wuchs Faserhanf in bescheidenem Umfang bis 1971. Im gleichen Jahr verbot man im Westen den Besitz von Hanfblättern und -harz.

1982: Totales Hanfverbot

Elf Jahre später wurde schließlich die ganze Pflanze geächtet und zur „flora non grata", zur „unerwünschten Pflanze" erklärt.

EU fördert Hanfanbau

Seitdem war auch der Anbau von Hanf zur Fasergewinnung in Deutschland illegal - obwohl bewiesen ist, daß die THC-Menge darin viel zu gering für einen Rausch ist. Wollte man eine Wirkung des Drogenstoffes spüren, müßte man - so die Berechnung von Professor Manfred Dambroth, Leiter der Forschungsanstalt für Landwirtschaft - 30 Kilogramm Faserhanfblätter rauchen. Die THC-unabhängigen Nebenwirkungen dieser Menge dürften allerdings wenig Genuß aufkommen lassen.

Europa fördert Hanf: 1500 Mark pro Hektar

In den meisten europäischen Ländern darf Nutzhanf aus diesem Grund schon seit einiger Zeit wieder angebaut werden (-> S. 54), unterstützt - wie es sich in Europa gehört - durch Subventionen der Europäischen Union. Pro Hektar Anbaufläche können die Landwirte mit einem Zuschuß von etwa 1.500 Mark rechnen.

Schließlich hieß es am 9. November 1995 in einer Mitteilung des Bundesministeriums für Gesundheit: „Erfahrungen anderer europäischer Länder, in denen bereits seit Jahren Nutzhanf angebaut wird, zeigen, daß Diebstahl oder Verkauf von THC-armem Nutzhanf zu illegalen Zwecken nicht zu erwarten ist.“

Der Bundesgesundheitsminister:
Faserhanf gefährdet nicht die Gesundheit

Es tut sich was auf heimischen Äckern

Das Comeback der Nutzpflanze

Nachdem das Bundesgesundheitsministerium dem Faserhanf die Unbedenklichkeit bescheinigt hatte, kam in Deutschland Bewegung in das Thema „Nutzpflanze Hanf". Im Februar 1996 stimmten der Deutsche Bundestag und etwas später der Bundesrat einer Änderung des Betäubungsmittelgesetzes zu: Der Anbau von Faserhanf war in Deutschland wieder erlaubt. Seitdem steht fest: Hanf ist wieder im Kommen.

Legalisiert: Faserhanf

Doch so ganz möchte der Staat die Landwirte nicht von der Leine lassen: Wer Nutzhanf anbauen will, muß dies der Bundesanstalt für Landwirtschaft und Ernährung melden. Außerdem sind nur bestimmte Hanfsorten zur Aussaat zugelassen.

In der kleinen Gemeinde Gülzow in Mecklenburg-Vorpommern haben sich bereits einige Bauern im „Verein zur Erzeugung und Vermarktung von Nutzhanf" zusammengeschlossen, um gemeinsam die Perspektiven des Faserhanf-Anbaus auszuloten.

Bescheidene Anfänge

Im Frühjahr 1996 wurde auf 200 Hektar erstmals Hanf ausgesät. Große Erträge allerdings kann man derzeit nicht erwarten: Zum einen fehlen die notwendigen Maschinen und das Know how, zum anderen gibt es in Deutschland keine Betriebe zur Weiterverarbeitung des Rohstoffs Hanf (-> S. 32). Den Umfang des Rapsanbaus wird der Hanf deswegen - nach Ansicht der Mecklenburger Bauern - auf absehbare Zeit nicht erreichen. Ein Anfang ist aber gemacht.

Faserhanfanbau weltweit

Die größten Hanf-Anbauflächen in Europa liegen in den Ländern des ehemaligen Ostblocks. In Rumänien, Ungarn, Polen und einigen Staaten der ehemaligen Sowjetunion hat die Hanfindustrie überlebt. Dort war die Versorgung mit Baumwolle und Kunststoffasern noch nicht soweit fortgeschritten, als daß man auf Hanf als Rohstoff hätte verzichten können.

Im Osten blüht(e) der Hanf

Nachdem er im Osten so lange durchgehalten hatte, drohte der Hanf dem politischen Umschwung zum Opfer zu fallen. In den unruhigen Zeiten Ende der achtziger und zu Beginn der neunziger Jahre wurden in Osteuropa nicht nur Leninstatuen umgestürzt, sondern auch reihenweise marode Industriebetriebe geschlossen. Der neue Kapitalismus orientierte sich an Dollar, Yen und Mark.

Da man aber Hanfprodukte in den Ländern mit harten Währungen nicht verkaufen konnte, ging der Anbau deutlich zurück: In Rumänien wurde in den achtziger Jahren noch auf mehr als 40.000 Hektar Hanf ausgesät. Nach der Wende schrumpfte die Anbaufläche auf 14.000 Hektar. Ähnliche Tendenzen in Rußland, Polen und Ungarn: Dort wurden 1993 nur noch 300 Hektar Hanf angebaut.

Mit dem Sozialismus beinahe auch den Hanf ausgerottet

Wahrscheinlich gäbe es dort heute kaum noch Hanfanbau, wäre diese Nutzpflanze nicht zu Beginn der neunziger Jahre im Westen wiederentdeckt worden. Hanfläden schossen wie Pilze aus dem Boden, und schon bald war die Nachfrage nicht mehr zu decken. Plötzlich jagten Aufkäufer aus Westeuropa dem „Ost-Hanf" hinterher, so daß dessen Anbaufläche seit 1993 wieder wächst.

Im Westen wird der Hanf entdeckt

Rumänien ist derzeit der größte Hanfexporteur in Europa. Da man kontinuierliche Hanfzucht betrieben hat, ist dort die Forschung über den Faserhanfanbau am weitesten fortgeschritten.

Wichtige Anbauländer: Rumänien ...

Die Ernte wird im eigenen Land nach dem Verfahren der Wasserröste weiterverarbeitet (-> S. 32). Dabei entstehen jedoch stark verschmutzte Abwässer, die nur mit Hilfe moderner Kläranlagen gereinigt werden könnten. Die aber fehlen in Rumänien.

Mehr Hanf als in Rumänien wird in Rußland angebaut. Doch dort geht nur ein geringer Teil in den Export, der größte Teil wird von der heimischen Industrie verarbeitet. In Zukunft wird aber auch die russische Wirtschaft den Devisenbringer Hanf verstärkt ins westliche Ausland exportieren. Rußland ist auf dem Weg zur „Hanf-Großmacht".

... und Rußland

Für Ungarn und Polen wäre der Hanfboom in Westeuropa beinahe zu spät gekommen. Dort war der Anbau schon fast auf Null gesunken. Die ungarischen Hanfbauern lieferten einen Großteil ihres Rohstoffs an die russische Armee, und als die als Abnehmer ausfiel, blieb nur noch die Stilllegung der Anbauflächen. Inzwischen hat man aber die Zeichen der neuen Zeit erkannt. In Ungarn wird nicht nur wieder mehr Hanf angebaut, sondern das Land hat sich auch in der Zucht neuer, faserhaltiger Sorten hervorgetan. Die ungarische Sorte Kompolti, mit einem THC-Gehalt von lediglich 0,3 Prozent, gilt als Geheimtip unter den Züchtern.

Die meisten Hanfbauern in Westeuropa finden sich in Frankreich. Dort hatte man den Hanfanbau nie ganz eingestellt, und in der Gegend um Le Mans gehören Hanffelder

Frankreich: Hanf Hochburg in Westeuropa

zum Landschaftsbild. Dort wird auf etwa 6.000 Hektar Hanf angepflanzt und vor Ort in kleinen Fabriken verarbeitet. In den Export gelangen weder französische Hanfprodukte noch der Hanf selbst. Auch die Samen reichen kaum aus, um den Eigenbedarf zu decken und werden nur selten ausgeführt.

Im benachbarten Spanien sät die Firma Celesa in der Nähe von Barcelona auf 700 Hektar Hanf aus. Mit traditioneller Landwirtschaft hat der Anbau der Spanier aber wenig gemein. Das Kölner Katalyse Institut für angewandte Umweltforschung schreibt dazu: „Die Anbaumethoden, die praktiziert werden, sind ein Beispiel dafür, wie Hanfanbau nicht betrieben werden soll: als Monokultur und mit starker Düngung - mit entsprechenden Konsequenzen für Boden und Grundwasser." Die Spanier verarbeiten ihren Hanf gleich vor Ort weiter und verkaufen dann den Zellstoff daraus ins Ausland.

Hohe Preise durch Monopolstellung

Gegenwärtig hat die spanische Firma Celesa in Westeuropa nahezu eine Monopolstellung und kann deswegen für ihren Hanfzellstoff hohe Preise verlangen. 1995 kostete dieser Zellstoff mehr als fünfmal soviel wie der aus Holz.

Seit 1993 wird auch in Großbritannien legal Hanf angebaut. Allerdings fehlt es dort noch an der weiterverarbeitenden Industrie, so daß der Großteil der britischen Ernte zur Verarbeitung nach Spanien geschafft werden muß. Auf der Insel beginnt der Verkauf von Hanfwaren, ähnlich wie in Deutschland, schnell voranzuschreiten. Dort entsteht offenbar ein zweiter großer Abnehmer für Hanffasern aus Osteuropa.

In den Niederlanden begann man zu Beginn der neunziger Jahre in relativ bescheidenem Umfang mit dem wissenschaftlichen Anbau von Faserhanf. Inzwischen wächst er in der Nähe von Groningen bereits auf 3.000 Hektar. Eine benachbarte Papierfabrik stellte ihre Produktion auf die Verarbeitung von Hanfzellstoff um und garantiert den Bauern die Abnahme ihrer Ernte.

Nicht nur zum Rauchen: Die Niederlande werden zum Hanfanbauland

Falls man in den Niederlanden auf diesem Weg weitergeht, wird das kleine Land bald nicht mehr nur als das Paradies der Kiffer, sondern auch der Hanfbauern gelten.

In der Schweiz und Österreich wird seit kurzem auf einigen Hektar ebenfalls mit legalem Hanfanbau experimentiert. Ob und wann es dort zu einem großflächigen kommerziellen Anbau kommen wird, läßt sich gegenwärtig nicht absehen.

Über Erträge, wie man sie in Westeuropa erzielt, würden chinesische Bauern wohl nur lächeln. Die Volksrepublik China ist der größte Faserhanf-Produzent der Welt. Die chinesische Ernte gelangt allerdings kaum in den Export, sondern wird im eigenen Land zu Textilien und Papier verarbeitet.

China: Weltweit Nummer Eins im Faserhanfanbau

In Vietnam, Laos und Kambodscha wird seit kurzem außer Drogen- auch Faserhanf angebaut. Auch im australischen Bundesstaat Tasmanien beginnt man mit dem Faserhanfanbau zu experimentieren.

Anders in den USA: Zwar wird dort mehr (illegaler) Drogenhanf als in jedem anderen Land der Welt angebaut. Doch mit dem Faserhanfanbau hält man sich zurück.

Wozu der Hanf taugt

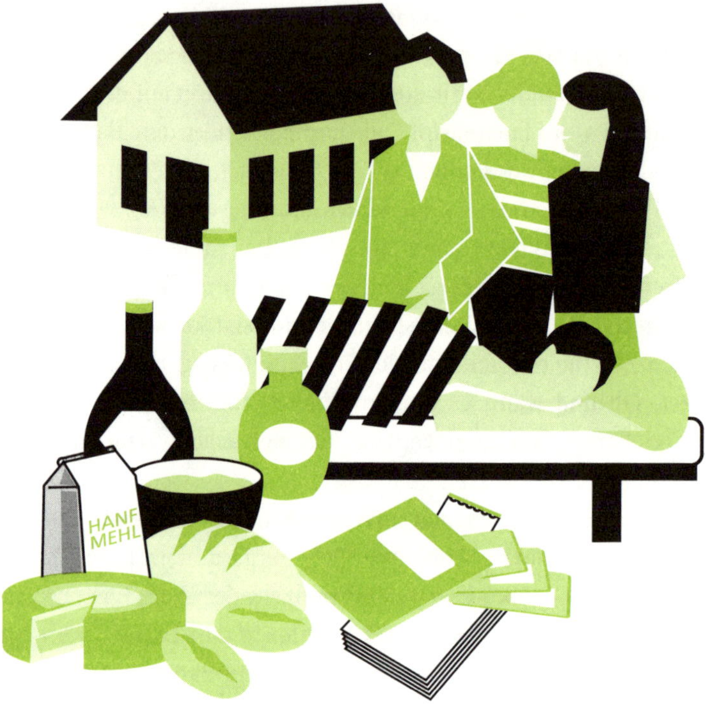

Restlos brauchbar: die Hanfpflanze

Hanf, das ist die vielleicht vielseitigste Wirtschaftspflanze: Stengel, Blätter, Blüten und Samen, ja sogar Wurzeln, alles läßt sich zu nützlichen Produkten verarbeiten.

Schon vor langer Zeit gebrauchten die Menschen Hanferzeugnisse. Erst in unserem Jahrhundert hat man diese wichtige Nutzpflanze geächtet - aufgrund von Drogenangst, aber auch wegen der machtvollen Lobby der Konkurrenz: der Baumwoll- und Holzindustrie (-> S. 48).

Noch recht zögerlich tritt der Hanf derzeit sein Comeback an. Einige traditionelle Hanfprodukte werden bald wieder eine Rolle spielen, andere wurden inzwischen durch bessere Produkte vom Markt verdrängt. Für Hanffreunde muß dies kein Grund zur Trauer sein, denn zugleich bieten sich eine ganze Reihe neuer Einsatzbereiche. Eine kleine Auswahl von Hanfprodukten wird im folgenden vorgestellt.

Aufgaben allerorten für den Hanf

Seile, Segel und Schläuche

Am bekanntesten ist die Verwendung von Hanffasern zur Herstellung von Seilen, Schnüren und Tauen. Schon die Phönizier benutzten im 5. Jahrhundert vor Christus Hanfseile auf ihren Schiffen.

Bis zum Zweiten Weltkrieg wäre Seefahrt ohne Hanf kaum denkbar gewesen, denn mehr als 80 Prozent der Taue wurden bis dahin daraus gefertigt (ganz zu schweigen von den Segeln, die ebenfalls aus Hanf hergestellt wurden). In den vergangenen Jahrzehnten traten an ihre Stelle aber mehr und mehr die leichteren Taue aus Kunststoff.

Ohne Hanf einst keine Schiffahrt

Segeltuch aus Hanf diente als Basis für eine weitere Nutzung: 1673 erfand der Niederländer Jan van der Heyde den Wasserschlauch, zunächst genäht aus hanfenem Segeltuch, ab 1719 dann rund gewebt. Der Vorzug des Hanf: Beim Kontakt mit Wasser quellen die Fasern auf, und der Schlauch dichtet sich selbst ab. Weniger für Gartenfreunde hatten die neuen Schläuche ihre Bedeutung als vielmehr für die Feuerwehr: Zuvor konnte Löschwasser lediglich per Eimerkette und offenen Rinnen transportiert werden. Heute indes freuen sich die Feuerwehrleute über Schläuche aus Kunststoff, denn ein mit Wasser vollgesogener Schlauch wiegt schwer...

Kein Weg zurück für Tau und Schlauch aus Hanf

Auch der Weg zurück aufs Schiff bleibt dem Hanf versperrt: Ein Hanftau saugt sich schnell mit Wasser voll und wird dadurch nicht nur sehr schwer, auch die Knoten lassen sich dann nur noch mühevoll lösen.

Bandmaterial aus Hanf wird deswegen in den kommenden Jahren allenfalls zum Verpacken und als Dichtungsmaterial an Gewinden von Wasserleitungen verwendet werden. Für den Hanf als Dichtungsmittel fand sich auch in Zeiten des Hanfverbots kein Ersatz. Lange Zeit waren die Gewinde der Wasserleitungen deswegen die letzten Rückzugsgebiete der verfemten Pflanze.

Papier aus Hanf

Hanfpapier schon seit dem 1. Jahrhundert vor Christus

Hanfpapier ist alt: Schon im ersten Jahrhundert vor Christus wurde in China Papier aus Hanf hergestellt. In Europa konnte man dagegen erst im 13. Jahrhundert das erste Stück Hanfpapier in Händen halten. Als Ausgangsstoff zur Papiergewinnung wurden damals nicht direkt die Bestandteile der Hanfpflanze verwendet, sondern aus Hanf hergestellte Lumpen und alte Textilien. Diese wurden dann zerstampft, gewässert, in Blattform gepreßt und getrocknet. Auch das Papier für die meisten der 150 Gutenbergbibeln entstand auf diese Weise.

Erst in der Neuzeit: Papier aus Holz

Erst als Ende des 19. Jahrhunderts der Holzschliff - die Zerlegung des Holzes in einzelne Fasern - erfunden war, wurde Papiergewinnung aus Holz möglich. Seither verlor der Hanf seine Bedeutung für die Papierherstellung. Damals schien Holz ein unerschöpflicher Rohstoff zu sein; Umweltbedenken gegen den Einsatz von Chemikalien für die Aufspaltung des Holzes hatte seinerzeit niemand.

Inzwischen sind die Holzreserven auf dem Planeten Erde knapp geworden, und die Papierindustrie macht auch vor dem Kahlschlag der letzten Urwälder nicht halt. Täglich fallen riesige Gebiete des tropischen Regenwalds der Holzindustrie zum Opfer. Zwar wird allgemein die Erwärmung des Klimas beklagt, zu konkreten Maßnahmen hat man sich aber bisher kaum durchringen können. Das gleiche gilt für die zunehmende Gewässerverschmutzung durch belastete Abwässer der Papier- und Zellstoffverarbeitung.

Weniger Chemie und Energie: Hanfpapier

Abhilfe könnte die Verwendung von Faserhanf zur Papierherstellung bringen. Denn der ist im Gegensatz zu Bäumen ein schnell nachwachsender Rohstoff. Auf einem Acker, auf dem heute Hanf geerntet wird, kann in einem Jahr schon wieder eine neue Hanfpflanze stehen; in wärmeren Regionen sind sogar zwei Ernten pro Jahr möglich. Bis ein gefällter Baum nachwächst, vergehen dagegen 20 und mehr Jahre.

Zellulose und Ligningehalte verschiedener Papierrohstoffe

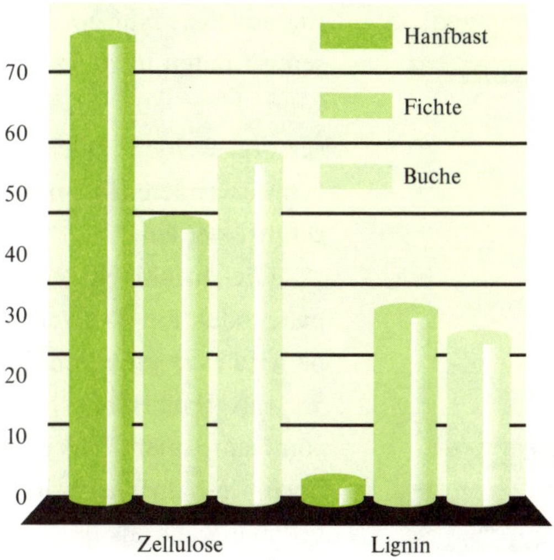

Viel Zellulose, wenig giftiges Lignin – Hanf im Vergleich mit Fichte und Buche

Hanfpapier muß kaum gebleicht werden

Zudem wirft der Hanf pro Hektar viermal mehr Zellulose ab als der Holzanbau. Mehr noch: Hanf hat einen wesentlich geringeren Ligningehalt als Holz. Dadurch vergilbt Hanfpapier weniger, und entsprechend braucht die Produktion weniger Bleichmittel. Für das zurückbleibende Lignin gibt es keine kommerzielle Verwendung, es muß deswegen in Müllverbrennungsanlagen auf wenig umweltschonende Weise entsorgt werden.

Im Klartext: Die Papierproduktion aus Hanf belastet Gewässer und Luft weniger als die Papierproduktion aus Holz. Zudem kostet die Herstellung von Hanfpapier weniger Energie.

Sauberes Hanfpapier

Viele Vorteile und doch kein Haken an der Sache? Hanfpapier ist nicht nur umweltfreundlicher in der Herstellung, es ist auch besser als Holzpapier: reißfester und recyclingfreundlicher. Nur ein Nachteil bleibt: Hanf läßt sich in unseren Breiten nicht ganzjährig anbauen; die Papierindustrie kann daher nur saisonweise mit einheimischem Rohstoff versorgt werden. Doch auch das bisher in den Papierfabriken verwendete Holz muß größtenteils aus dem Ausland eingeführt werden.

Gleichwohl: Nur ein verschwindend geringer Teil der Papierproduktion weltweit basiert auf Hanf. Lediglich in China wird es in größerem Umfang hergestellt.

Geringe Nachfrage – hoher Preis

Ein Teufelskreis bremst hierzulande die Vermarktung von Hanfpapier: Wegen der geringen Nachfrage ist der Preis hoch, deshalb bleibt die Nachfrage gering. Dies ist um so bedauerlicher, als der technische Aufwand bei der Hanfpapierproduktion geringer ist als bei der Produktion von Holzpapier.

Trotzdem sieht die Zukunft des Hanfpapiers gut aus, denn der Preis für den immer knapperen Rohstoff Holz wird künftig eher steigen. Hanfpapier ist im Kommen!

Wenn Sie schon heute Ihre Briefe auf echtem Hanfpapier schreiben wollen, können Sie sich das in einem Hanfladen besorgen (Adressen siehe Anhang S. 120). Für 30 Blatt müssen Sie aber mit dem stolzen Preis von etwa 15 DM rechnen.

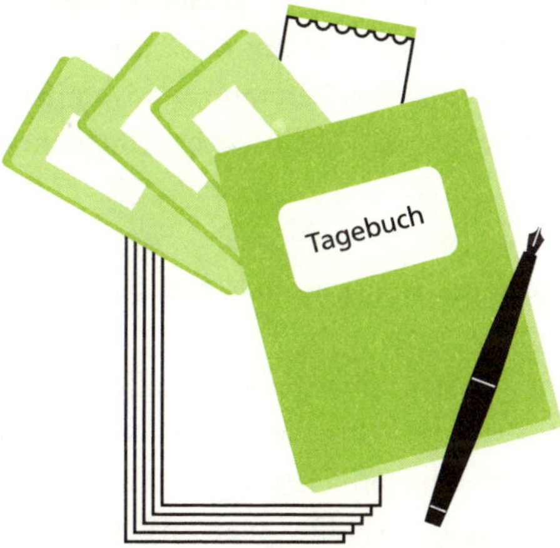

Hanfpapier war – trotz Verfemung der Pflanze – in speziellen Reservaten dauerhaft zuhause: Zigarettenpapier wird zum Teil aus Hanf hergestellt, und lange Zeit diente es wegen seiner hohen Reißfestigkeit auch zur Herstellung von Banknoten.

Textilien, Kleidung

Bevor die Baumwolle im 19. Jahrhundert ihren Siegeszug antrat, war der Hanf (nach dem Flachs) der meistgenutzte Rohstoff für Textilien aller Art.

Jeans aus Hanf – Hosen für Helden

Auch ein gewisser Herr Levi Strauss stellte die legendären Jeanshosen ursprünglich aus Hanffasern her. Hanftextilien sind sehr robust und eigneten sich deswegen ausgezeichnet für die Hosen von Goldwäschern, Cowboys und anderen Helden.

Der Preis macht's: Baumwolle setzt sich durch

Baumwollkleidung setzte sich nicht etwa wegen besserer Qualität durch, sondern weil sie einfacher und billiger herzustellen war. Als es dann in den dreißiger Jahren des 20. Jahrhunderts ein einfaches Verfahren zur Verarbeitung von Hanf gab, war es zu spät - Hanf war als „Teufelskraut Marihuana" bereits verboten (-> S. 48).

Vergessen: Vorteile des Hanfs

Die Vorteile des Hanfs im Vergleich zur Baumwolle interessierten seither nicht mehr:

- Hanf läßt sich einfacher anbauen,
- ist widerstandsfähiger gegen Schädlinge und
- wirft einen höheren Ertrag pro Anbaufläche ab.
- Das Produkt - Hanftextilien - ist zudem robuster als Baumwollware.

Doch langsam beginnt der Hanf sein Comeback: Wer erinnert sich nicht an die kratzigen Hemden, die zu Beginn der neunziger Jahre in den ersten Hanfläden in Deutschland auftauchten. Unbequem und teuer - das waren damals die Merkmale von Hanfkleidung. Am Preis hat sich bisher wegen der geringen Produktionsmengen kaum etwas geändert, die Qualität aber wurde entscheidend verbessert.

Aus dem Ausland: Hanf-Waren

Die meisten Kleidungsstücke, die heute feilgeboten werden, stammen aus China, Ungarn, Rußland und Rumänien. Nur dort hat die Hanfindustrie im Schutze des Mangelsystems Sozialismus überlebt. Hierzulande ist das Know how während der Hanf-Prohibition verloren gegangen.

Immerhin werden inzwischen von Deutschlands größtem Hanfkaufhaus, dem HanfHaus in Berlin, erste Versuche unternommen, Kleidungsstücke aus (teilweise) deutscher Produktion auf den Markt zu bringen. Da gegenwärtig in der Industrienation Deutschland aber noch keine Fabrik zur Weiterverarbeitung von Hanf existiert, muß das Tuch nach wie vor importiert werden. Lediglich die Näharbeiten erfolgen dann hier im Land.

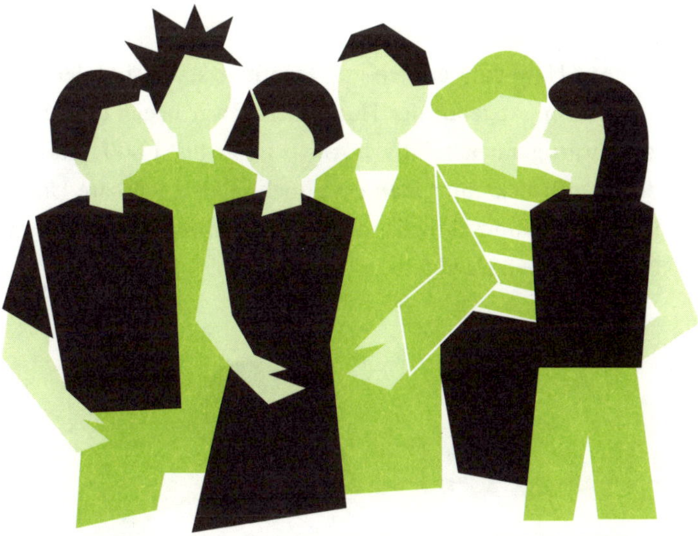

Taschen, Koffer, Rucksäcke

„Jute statt Plastik“ lautete der Slogan der Öko-Freunde und -Freaks. Die Plastiktüte wurde zurückgewiesen und flugs die Jutetasche aus dem Parka gekramt.

Hanf statt Jute

Eine neue Bewegung könnte jetzt „Hanf statt Jute“ lauten. Hanftaschen sind nicht nur wesentlich stabiler als Jutetaschen, bei denen man abwechselnd mit abgerissenen Henkeln und durchgewetztem Boden zu kämpfen hatte; sie sind auch, da Hanf im Gegensatz zu Jute nicht gegen Schädlinge gespritzt werden muß, umweltfreundlicher.

Wegen seiner Reißfestigkeit eignet sich Hanf aber auch für anspruchsvollere Zwecke. Hanfkoffer und -rucksäcke versprechen auch bei starker Belastung eine hohe Lebenserwartung.

Strapazierfähig: Hanfmatratzen

Na dann, gute Nacht: Hanfmatratzen

Auf Hanf ruht es sich gut. Hanfmatratzen sind der neueste Hit im Angebot der Hanfläden. Zwar liegen die Preise gegenwärtig noch relativ hoch - 1.000 bis 1.800 Mark -, doch dafür bekommt man eine hochwertige, haltbare Unterlage, die atmungsaktiv ist, den Körperschweiß gut aufnimmt und keimtötend wirkt.

Hanf für große Meister – Leinwände und Farben

Kaum jemand weiß es: Eigentlich führt ein Spaziergang durch ein Kunstmuseum auch durch eine Art Hanfausstellung: Ein anständiger Alter Meister ist auf Leinwand gemalt. Doch nicht immer wurde die Leinwand aus Lein- oder Flachsfasern gewebt, sondern oft auch aus Hanffasern.

Rembrandt hat auf Hanf gemalt

Daß die Bilder heute noch so gut erhalten sind, liegt unter anderem daran, daß weder tierische Schädlinge noch Schimmel die Hanffasern befallen. Wenn Sie also ein Bild für die Ewigkeit malen wollen, ist eine Hanf-Leinwand die richtige Wahl.

Hanflacke – Ökologisch hochwertig

Theoretisch könnten Sie die Leinwand auch mit Hanffarben bepinseln. Gegenwärtig sind aber noch keine Kunstmalfarben auf Hanfbasis auf dem Markt. Wer allerdings seinen Schrank mit Hanffarben und -lacken verschönern will, wird im Angebot der Hanfläden fündig.

Hanflacke sind frei von Lösungsmitteln. Obwohl noch recht teuer, dürften sie wegen ihrer Umwelt- und Gesundheitsverträglichkeit Käufer finden.

Einkaufstip: Damit auch Kinder giftfrei malen können, sollten Eltern ihnen Wachsmalstifte auf Hanfölbasis schenken.

Speiseöle

Schwer gesund: Hanföl

Aus Hanfsamen gepreßtes Öl gehört zu den gesündesten Speiseölen: Es enthält einen hohen Anteil der wichtigen ungesättigten Fettsäuren: Linol-, Linolen- und Gamma-Linolensäure (GLS).

Hilft gegen Neurodermitis

Nach jüngsten Erkenntnissen spielt die GLS bei der Linderung der Neurodermitis eine wichtige Rolle. Viele Neurodermitiker berichten, GLS im Essen lindere die unangenehmen Hauterscheinungen. Ob das GLS in Kapseln aus der Apotheke oder im Salatöl steckt, dürfte für die wohltuende Wirkung unerheblich sein (-> S. 83).

Eine cholesterinsenkende Wirkung von Hanföl konnte bei Tierversuchen nachgewiesen werden, ob das auch beim Menschen funktioniert, ist noch nicht geklärt.

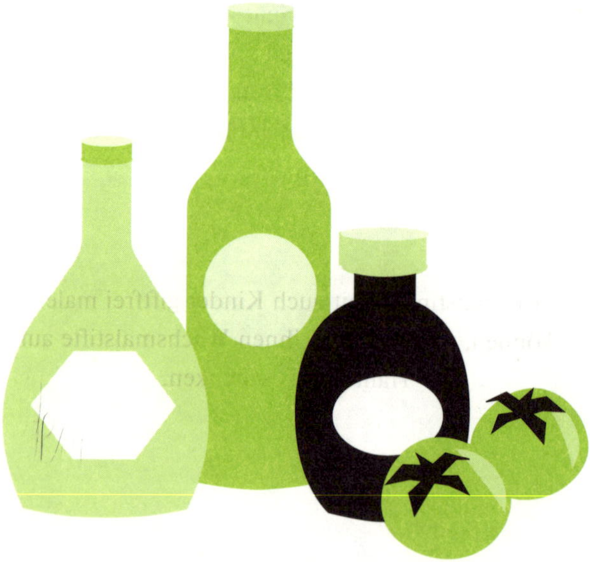

Ungesättigte Fettsäuren sind hitzeempfindlich, deshalb kann Hanföl seine hochwertigen Eigenschaften nur entfalten, wenn es kalt gepreßt wurde. Außerdem sollte es zügig verbraucht werden, denn wegen seines hohen Linol- und Linolensäureanteils ist es leicht verderblich (Haltbarkeit im Kühlschrank: etwa drei Monate).

Fettsäurespektrum im Hanföl:

Zweifach ungesättigte Linolsäure :	48 bis 57%
Dreifach ungesättigte Linolensäure :	18 bis 22%
Einfach ungesättigte Ölsäure :	11 bis 12%
Palmitinsäure:	4 bis 7%
Stearinsäure:	3 bis 10%
Gamma-Linolensäure: ca.	2%

Hoher Ölertrag

Hanföl ist nicht nur gesund, es läßt sich auch in großen Mengen gewinnen. Hanf trägt mehr Öl ein als die ergiebigste einheimische Ölpflanze, der Raps. Das Katalyse Institut bestätigte 1993/94 in einer Untersuchung zur Verwendbarkeit von Hanfprodukten: „In Anbetracht der hohen Speiseölqualität und der extrem hohen Ölerträge pro Hektar, die bei Spitzensorten mehr als doppelt so hoch liegen wie beim Raps, erscheint der Hanfanbau zur Gewinnung von Speiseöl eine höchst interessante Option“.

Kosmetika aus Hanföl

Hanf auf meiner Haut

Hanföl tut nicht nur im Magen gut, sondern auch auf der Haut. Deswegen ist es ein wichtiger Bestandteil von Kosmetikprodukten. Es wirkt sehr schonend, entzündungshemmend und dringt tief in die Haut ein.

Auf Grund dieser Eigenschaften eignet sich kaltgepreßtes Hanföl hervorragend zur Herstellung von Cremes, Lippenpflegestiften, Massageölen, Shampoos und Seifen.

Die positiven Eigenschaften des Hanföls kannten übrigens schon die Alten Römer. Sie setzten es zur Behandlung von Hauterkrankungen und Herpes ein.

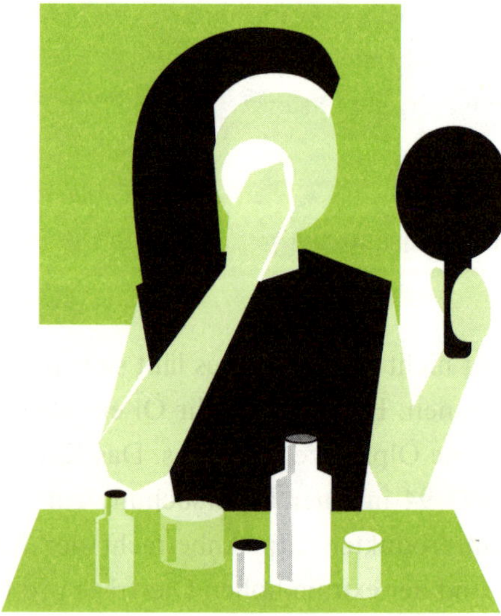

Waschmittel

Mit Seifen auf Hanfölbasis kann man nicht nur seinen Körper, sondern auch seine Wäsche säubern. Gegenwärtig wird an einem biologisch voll abbaubaren Waschmittel auf Hanfbasis geforscht, das sich nicht nur durch Umweltverträglichkeit, sondern auch durch Waschkraft auszeichnen soll.

Biologisch abbaubar: Hanfseife

Energiegewinnung

Wie aus Raps kann man auch aus Hanf Pflanzenöl-Kraftstoff, den Biodiesel, herstellen. Fahrzeuge, die damit betrieben werden, stoßen lediglich halb soviel Ruß aus wie normale Dieselmotoren.

Rauch-arm dieseln mit Hanf

Der Ausstoß von Kohlenmonoxid und Kohlenwasserstoffen liegt etwa zehn bis 15 Prozent niedriger als bei Diesel aus fossilem Öl. Ein kleiner Schönheitsfehler indes ziert den Biodiesel: Die Abgasfahne duftet nach einer Frittenbude. Fest steht aber, daß die folgenden Fahrer keine berauschenden Substanzen inhalieren. Jedenfalls nicht vom vorausfahrenden Hanf-Biodiesel-Laster.

Der amerikanische Vordenker der „Pro-Hanf-Bewegung“, Jack Herer, glaubt sogar, daß sich mit Hilfe von Bioenergie sämtliche fossilen Brennstoffe ersetzen und Millionen neuer Arbeitsplätze schaffen ließen.

Umstritten: Energiegewinnung aus Hanf

Andere Wissenschaftler betrachten die Zukunftschancen für Ökotreibstoffe skeptischer. Sie bemängeln die kostspielige Produktion und rechnen aus, daß bei gleichem finanziellen Aufwand durch Sonnen- und Windenergie höhere Erträge erzielt werden könnten.

Mahlzeit: Mehl und Müsli aus Hanf

Kein Rausch durch Hanf-Brötchen

Vorweg: Der Samen der Hanfpflanze enthält kein Rauschmittel THC (-> S. 17). Nahrung aus Hanfsamen macht also nicht „high“. Stattdessen sind die Samen der Hanfpflanze nährstoffreich und gesund. In Teilen des Orients dienen sie noch heute als ein Grundnahrungsmittel. Deshalb liegt es nahe, sie auch hierzulande nicht allein zur Speiseölgewinnung zu verwenden.

Damals gern genommen: Hanfgrütze, Hanfsuppe und Hanfbutter

In früheren Jahrhunderten waren Hanfsuppe und -grütze verbreitete Arme-Leute-Essen. Auch Hanfmargarine kam bei einfachen Leuten auf den Tisch. Die High society lehnte dagegen Hanfnahrung strikt ab und verlustierte sich lieber an teureren, weniger gesunden Speisen. Schon damals galt offenbar: Billig kann nicht gut sein.

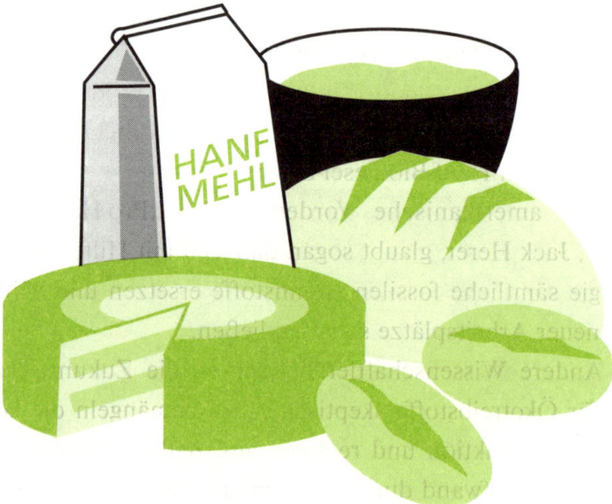

Heute ist das Angebot an Hanfnahrung noch sehr beschränkt. In einigen Hanfläden kann man immerhin Hanfmehl und Müsliriegel mit Hanfsamen kaufen. In Berlin boomt ein Imbiß, der sich auf allerlei Gebäck auf Hanfbasis spezialisiert hat. Möglich wäre unter anderem auch die Herstellung von Hanfquark, Hanftofu und Hanfmargarine.

Exotisch beliebt: Hanf-Müsliriegel

Doch sicherlich wird sich Hanfnahrung künftig kaum gegen Hamburger, Wiener Schnitzel und Pizza durchsetzen. Doch da gibt es noch andere hungrige Bäuche, die sich auf Hanf-Futter freuen...

Futtermittel

Was den Menschen recht ist, kann dem Vieh billig sein – Nahrung aus Hanf. Die Reste der Ölpressung sind ein protein- und eiweißhaltiges Viehfutter.

Alles aufessen: Hanf-Reste zu Viehfutter

Und da Hanfsamen kein THC enthalten, wird auch künftig das Vieh nach dem Fressen nicht besäuselt über die Weide schweben.

Vogelfutter

„Die Hanfsamen dienen bei uns vornehmlich als Futter für Stubenvögel", so steht es im „Leitfaden der Botanik", einem Schulbuch aus dem Jahre 1914. Als hierzulande der Hanfanbau 1982 verboten wurde, verschwanden auch die Hanfsamen aus dem Vogelfutter.

Vögel lieben Hanf – bekommen ihn aber nicht mehr

Baustoffe, Isolations- und Dämmungsmaterialien

Wegen ihrer guten Wärme- und Schalldämmung eignen sich Hanffaserprodukte als Isolationsmaterial beim Wohnungsbau.

Wohlige Wärme dank Hanf

Eine französische Firma verwendet darüber hinaus eine Mischung aus Hanfschäben, Kalk und Zement als Baumaterial für Mauern, Böden und Decken. Doch langfristige Erfahrungen mit diesem Material fehlen noch. Fest steht aber, daß Hanfstoffe in der einen oder anderen Form ihren Platz in der Baustoffindustrie finden werden.

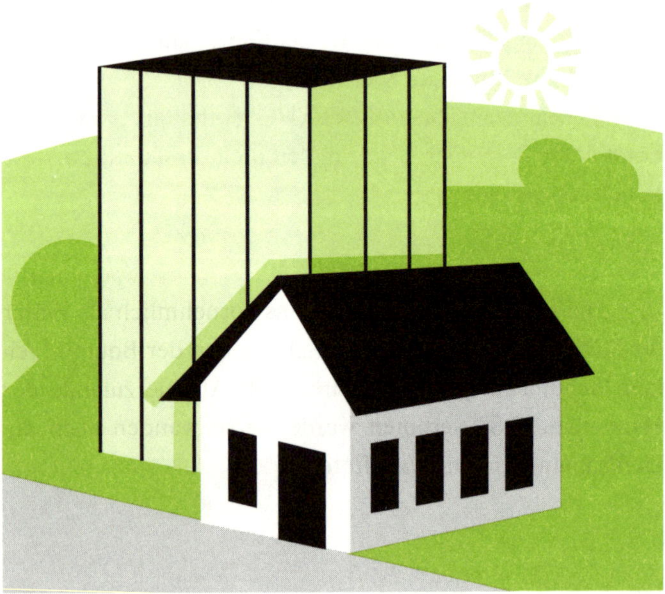

50.000 Produkte aus Hanf?

Mit den bisher genannten Anwendungen sind die Möglichkeiten der Hanfanwendung noch lange nicht ausgeschöpft. Lang ist die Liste der Produkte, die man schon heute aus bzw. mit Hanf herstellen kann:

Lange Liste der Waren aus Hanf

Tapeten, Teppiche, Handtücher, Stoffschuhe, Polstermaterial, Trockenmörtel, Gips, Formpreßteile, Vliesstoffe, Hohlraumziegel, Filtermaterial, Asphalt, Brems- und Kupplungsbeläge, Kettensägen-Öl, Hartfaserbretter, Schalbretter, Bodenbeläge und Druckfarben.

Und noch mehr Hanfsachen: In der einschlägigen Literatur wird immer wieder von „50.000 konkurrenzfähigen Produkten" gesprochen, die sich angeblich aus Hanf herstellen lassen (unter anderen Jack Herer, in: Die Wiederentdeckung der Nutzpflanze Hanf). Diese Zahl ist vermutlich zu hoch gegriffen und umfaßt auch Produkte, die sich zwar theoretisch aus Hanf herstellen ließen, für die es aber auf dem Markt bereits gleichwertige oder bessere Alternativprodukte gibt.

Retter der Welt?

Das vorsichtige Comeback des Hanfes rechtfertigt indes noch keine Euphorie. Allein die Tatsache, daß sich etwas aus Hanf herstellen läßt, bedeutet nicht, daß dieses Produkt auch im Wettbewerb bestehen kann. Hanf als den Öko-Retter der Welt hochzustilisieren, wie dies gegenwärtig vielfach in der Pro-Hanf-Literatur geschieht, überfordert das bescheidene Kraut. Es ist lediglich eine sehr nützliche Pflanze. Wird ihr Potential ausgeschöpft, nützt sie den Landwirten, den Verbrauchern und der Umwelt. Nicht mehr, aber auch nicht weniger.

Hanf, die „nützlichste Pflanze der Welt"

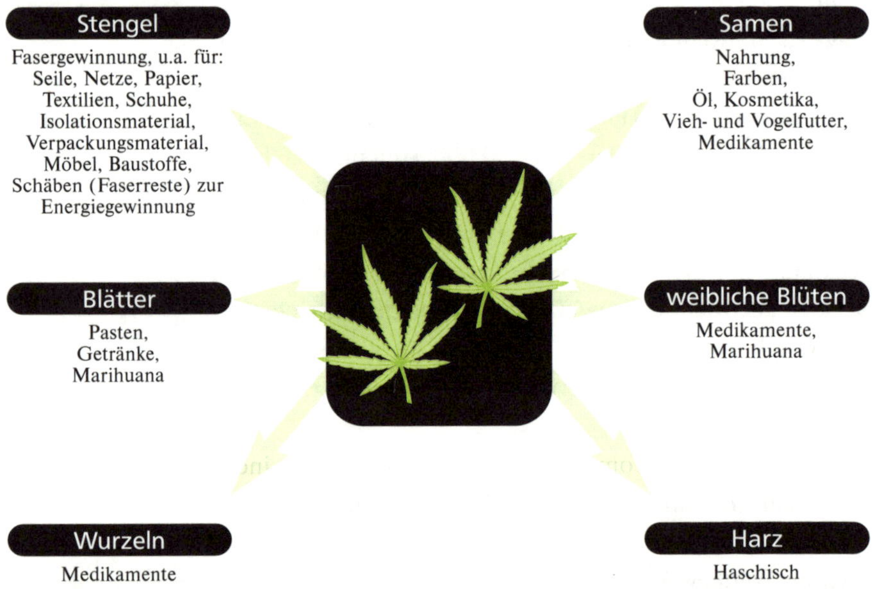

Heilender Hanf

Hanf – ein altes Heilmittel

Mehr Wunder- als Heilmittel scheint der Hanf gewesen zu sein, so jedenfalls klingen die Überlieferungen. Lange galt die Pflanze als Wundermittel, das bei nahezu allen Leiden Linderung versprach (-> S. 45). Noch in der zweiten Hälfte des 19. Jahrhunderts enthielt deswegen die Hälfte aller in den USA verkauften Medikamente Bestandteile des Hanfs.

Im 20. Jahrhundert, als der Anbau der Pflanze verboten wurde, drohte das Wissen um ihre Heilwirkung verloren zu gehen. Erst in jüngster Zeit hat man Hanf als Heilmittel wiederentdeckt. Doch die Kenntnisse darüber, wo und wie man Hanfdrogen in der Medizin am besten einsetzt, sind noch bruchstückhaft. Da in den meisten Ländern Anbau, Besitz und auch medizinische Nutzung der Pflanze unter Strafe stehen, wagten es nur wenige Forschungslabore, Zeit und Geld in die Hanfforschung zu investieren.

Heilmittel Hanf: Forschung fehlt

Zudem hätten mögliche Erkenntnisse über die Heilkraft der Droge ohnehin nicht in die Praxis übernommen werden dürfen. Ein finanzieller Ertrag für die Arbeit, etwa durch Produktion und Verkauf von Arzneimitteln, war ausgeschlossen; der Anreiz für Forschung und Entwicklung fehlte.

Tendenziöse Forschung

Deswegen blieb die Hanfforschung wenigen Enthusiasten und Labors mit staatlicher Unterstützung vorbehalten. Staatsgelder für die Hanfforschung gab es aber meist nur verknüpft mit dem Auftrag, die Schädlichkeit von Cannabisdrogen zu ermitteln.

Es fehlt noch viel Wissen über die Heilwirkung von Hanfdrogen. Die meisten Hanftherapien wurden erst in geringem Umfang am Menschen erforscht. Deswegen sollten Sie bei einer medizinischen Anwendung grundsätzlich Vorsicht walten lassen.

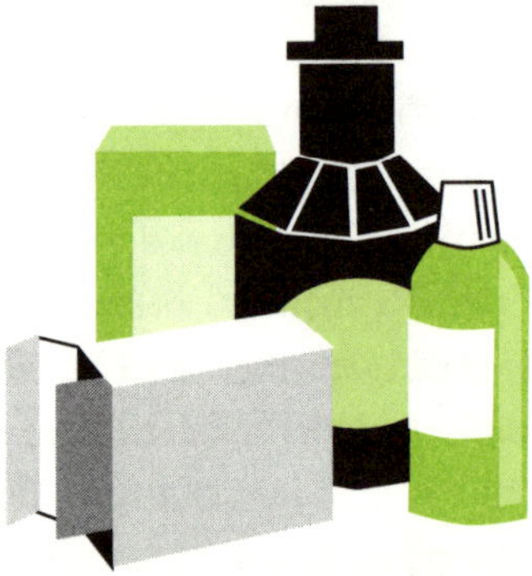

Auch wenn Haschisch und Marihuana bei einigen Krankheiten Linderung versprechen, ist ihr Erwerb auch als Medikament in Deutschland nach wie vor verboten. Anders zum Beispiel in Australien: Dort wurde Marihuana im Juni 1995 als Medikament zugelassen.

Heilmittel Hanf noch nicht für die Praxis

Die folgenden Abschnitte umreißen traditionelles wie modernes Wissen um Hanf als Heilmittel. Aufgrund der Gesetzeslage bleiben die Anwendungshinweise natürlich theoretischer Natur, soweit die Rausch-Substanz THC involviert ist. Sie dienen lediglich der Diskussion. Hanfsamen und Hanfsamenöl (-> S. 68) dürfen dagegen auch hierzulande frei erworben werden und sind für eine Therapie einsetzbar.

THC – ein heilender Stoff?

Erlaubt – Verboten:

In Deutschland ist lediglich der Anbau THC-freier Hanfsorten zugelassen.

Verboten bleiben deshalb THC-haltige Medikamente. Erlaubt sind Kosmetika und Nahrungsmittel-Ergänzungen aus THC-freiem Hanf-Öl und -Kraut

Illegal: THC-haltige Medikamente

Nach dem gegenwärtigen Stand der Forschung beruht die Heilwirkung des Hanfs im Kern auf dem Drogenstoff THC. THC-haltige Hanfsorten dürfen indes weder angebaut noch verarbeitet werden. Die THC-armen Sorten, wie sie zur Faserhanfgewinnung angepflanzt werden, eignen sich kaum für medizinische Zwecke.

Legal: Cremes aus Hanfsamen und -öl

Anders die Behandlung von Hautkrankheiten: Als Grundlage für Heilcremes dient das Öl der THC-freien Hanfsamen. Solche Cremes können deswegen schon heute erworben werden.

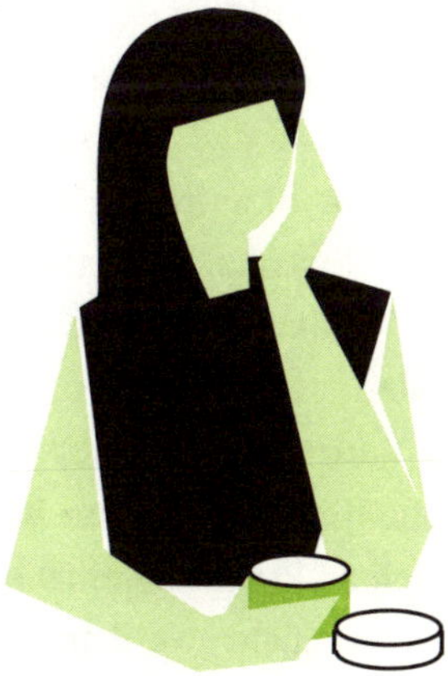

Marihuana und Haschisch in der Krebs- und Aidstherapie

Haschisch und Marihuana als Antibrechmittel

Auch Cannabisdrogen können Aids und Krebs nicht heilen. Wohl aber vermögen sie zum Beispiel, die überaus belastenden Nebenwirkungen der Chemotherapie zu lindern. Bei dieser Behandlungsform leiden viele Patienten unter Übelkeit und Erbrechen. Die marktüblichen Antibrechmittel sprechen bei vielen Patienten nicht an. Dies kann im schlimmsten Fall dazu führen, daß eine eigentlich erfolgversprechende Therapie abgebrochen werden muß.

Inzwischen konnte nachgewiesen werden, daß drei Viertel aller Patienten, denen mit konventionellen Medikamenten nicht geholfen werden konnte, durch das Rauchen von Marihuana-Zigaretten von Nebenwirkungen der Chemotherapie verschont blieben.

Bezeichnend für den Stand der Forschung auf diesem Gebiet ist die Art, wie man zu den Erkenntnissen gelangte: Es waren weder Industrie-Labore noch große Kliniken, die die positive Wirkung des Hanfkrauts erkannten, sondern die Patienten selbst: In den siebziger Jahren stellten junge Krebspatienten fest, daß bei der Chemotherapie Übelkeit und Brechreiz nicht auftraten, wenn sie Marihuana rauchten.

Diskussion um THC-haltige Medikamente

In Deutschland debattiert man gegenwärtig, ob THC-haltige Medikamente in der Krebstherapie zugelassen werden sollen.

In Tablettenform jedoch würde der Wirkstoff THC vielen Patienten nicht helfen. Der Vorteil von Marihuana, im Vergleich zu Präparaten in Tablettenform, liegt gerade darin, daß es geraucht werden kann. Viele Patienten, die an Brechreiz leiden, sind nämlich nicht mehr in der Lage, eine

Tablette im Körper zu halten. Bei der Aufnahme über die Lunge kann sich die Wirkung aber auch dann entfalten, wenn der Patient zunächst weiter erbrechen muß.

Als erwünschten Nebeneffekt steigert der Marihuanakonsum zudem den Appetit. Patienten, die an einer schweren Krebs- oder Aidserkrankung leiden, magern in der Regel stark ab. Guter Appetit steigert da die körperliche Widerstandskraft.

Paradox: Rauchen für die Gesundheit

THC-Behandlung bei Asthma

Bei einem Asthmaanfall verengen sich krampfartig die Bronchiolen, die feinen Verästelungen der Luftröhre in der Lunge. Die Atemnot bei einem Asthmaanfall quält die Betroffenen bisweilen unerträglich.

THC erweitert die Bronchien

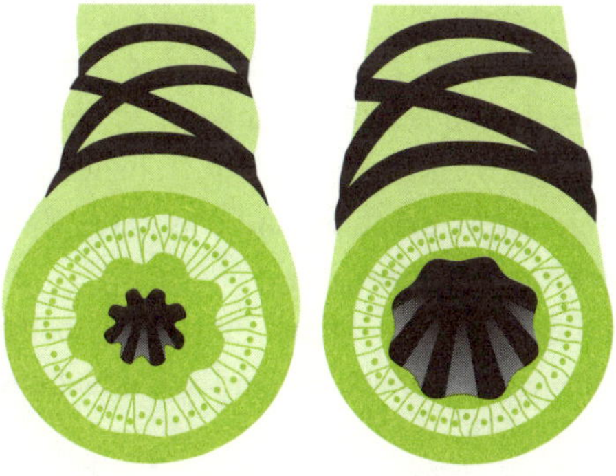

Bronchien verkrampft Bronchien entspannt

Das im Hanf enthaltene THC erweitert die Bronchien und könnte deswegen auch in der Asthmatherapie verwendet werden. Anders als beim Einsatz als Antibrechmittel ist hier jedoch Rauchen nicht die richtige Darreichungsform; die Atemwege würden zusätzlich irritiert. Der folgende Tip von Jack Herer in seinem Buch „Die Wiederentdeckung der Nutzpflanze Hanf“ kann allenfalls für hartgesottene asthmatische Kiffer gelten: „Es ist bekannt, daß ein guter Zug Marihuana einen typischen Asthmaanfall stoppen kann“.

Nicht-Rauchen für die Gesundheit

Vorzuziehen wären THC-haltige Tabletten oder Sprays. Indes: Die Zulassung von Hanf würde das Los der Asthmatiker nicht verbessern; denn es sind bereits einige nebenwirkungsarme Medikamente verfügbar, die ohne die verbotene Substanz des Hanfs auskommen.

Hanfdrogen und der Grüne Star

Auch bei der Behandlung von Glaukomen (Grüner Star) konnten mit dem im Hanf enthaltenen THC erstaunliche Erfolge erzielt werden. Bei einer Glaukomerkrankung produziert das Auge zuviel Augenflüssigkeit, die dann auf den Augennerv drückt. Im Lauf der Jahre steigt der Druck, der Nerv wird ganz abgedrückt, und der Patient erblindet.

THC bremst den Grünen Star

THC vermag die Krankheit nicht zu beheben, wohl aber ihren Verlauf zu verlangsamen und damit den Zeitpunkt der Erblindung hinauszuzögern.

Gegenüber manch anderem Präparat haben Cannabis-Medikamente einen Vorzug: Es sind keine Nebenwirkungen bekannt.

Christian Rätsch berichtet in seinem Buch „Hanf als Heilmittel“, daß 1991 sogar der damalige amerikanische Präsident George Bush mit einem THC-haltigen Glaukom-Medikament behandelt wurde. Das wäre eigentlich kaum bemerkenswert, hätte sich Bush nicht als einer der vehementesten Gegner des Hanfanbaus in den USA profiliert.

Gesunde Haut durch Cannabis

Hanföl enthält natürliche antibakterielle Wirkstoffe und eignet sich deswegen zur Linderung entzündlicher Hautkrankheiten.

Linderung bei Neurodermitis

Neurodermitis ist ein chronisches Hautleiden, das nicht kuriert, wohl aber durch die richtige Lebensweise gelindert werden kann. Die Auslöser dieser erblich mit-bedingten Krankheit sind so vielfältig, daß es eine einzige, richtige Behandlung nicht geben kann. Neben vielen anderen Maßnahmen hat sich bei einigen Patienten die Aufnahme von Hanföl als Nahrungsergänzung bewährt (-> S. 68).

Gegen Psoriasis

Bei der Bekämpfung von Psoriasis (Schuppenflechte) hat man mit Salben auf Hanfölbasis schon einige Erfolge erzielen können. Doch kann auch bei dieser chronischen Hautkrankheit die Cremeanwendung nur eine Facette der Therapie sein.

Im Alten Rom: Hanf gegen Herpes

Darüber hinaus setzten die Alten Römer Hanfsamen-Öl gegen Herpes ein. Eine Studie der Universität von Südflorida hat dies rund 2000 Jahre später, Anno 1990, geprüft: Die Forscher stellten fest, daß eine Paste aus getrockneten Spitzen junger Hanfblätter deutlich gegen Herpes wirkt. Das würde bedeuten, daß die Hanfpaste auch Viren-bedingten Erkrankungen entgegenwirkt, zu denen Herpes zählt. Bestätigende Vergleichsuntersuchungen stehen indes noch aus.

Allerdings: Das Rauchen von Cannabisdrogen hilft definitiv nicht gegen Hauterkrankungen.

Haschisch als Schmerzmittel

Daß Hanfdrogen Schmerzen lindern, ist seit altersher bekannt. Deswegen wurden sie in einigen Kulturen als Betäubungsmittel vor einem chirurgischen Eingriff verwendet.

Vor der Niederkunft ein Joint?

Mancherorts rauchten auch Frauen bei schwierigen Geburten einen Joint. In der modernen Medizin kommt ein solcher Einsatz nicht mehr in Frage.

Erwägenswert aber erscheint, Patienten in der Endphase einer schmerzhaften und tödlichen Krankheit zu gestatten, mit Haschisch ihr Leiden zu lindern. Die bisher eingesetzten starken Schmerzmittel versetzen die Patienten in einen Dämmerzustand, in dem sie die Schmerzen, zugleich aber auch die Umwelt, weniger wahrnehmen. Beim Rauchen von Haschisch kann es zwar - bei zu hoher Dosierung - zu Halluzinationen kommen, ein völliger Realitätsverlust bleibt indes erspart.

Zu wenig erforscht: Hasch in der Schmerztherapie

Bisher haben jedoch sich mit dem Einsatz von Haschisch als Schmerzmittel nur wenige Wissenschaftler befaßt. Insbesondere liegen hier Einzelfallbeschreibungen vor.

Ein Joint gegen Schlaflosigkeit

Realistischer als der Einsatz von Cannabisdrogen gegen Schmerzen ist deren Nutzung bei schweren Schlafstörungen.

Cannabisdrogen beruhigen...

Die meisten Haschisch- und Marihuanakonsumenten berichten über eine beruhigende und schlaffördernde Wirkung der Drogen. Dieser Effekt könnte auch bei der Behandlung von gravierender Schlaflosigkeit genutzt werden.

Da die bekannten synthetischen Schlafmittel fast durchweg süchtig machen und starke Nebenwirkungen mit sich bringen, böte sich eine Cannabistherapie als Alternative an.

Gleichwohl: Obwohl kein ernstzunehmender Wissenschaftler mehr bestreitet, daß Cannabisdrogen weniger Nebenwirkungen bergen als die synthetischen Schlaf- und Beruhigungsmittel, ist der Einsatz von Marihuana und Haschisch nach wie vor untersagt. Die Patienten müssen also weiterhin auf nachweislich süchtigmachende Präparate zurückgreifen oder gegen Gesetze verstoßen.

... ohne körperliche Suchtgefahr

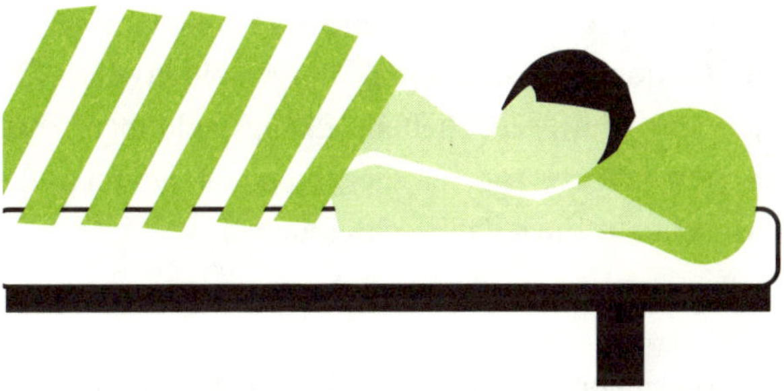

Hilfe bei Multipler Sklerose und Epilepsie?

Bei Multiple-Sklerose-Erkrankungen soll Cannabis die Bewegungsfehlfunktionen dämpfen und die Gelenkigkeit erhöhen. Allerdings sind auf diesem Gebiet noch zu wenige Forschungen durchgeführt worden.

Forschung nötig: Hanf-Wirkstoff gegen MS und Epilepsie

Ebenfalls noch nicht endgültig geklärt ist der Einfluß von Cannabisprodukten auf den Verlauf von Epilepsieerkrankungen. Von mehreren Fachleuten wurde aber eine positive Auswirkung auf den Krankheitsverlauf beobachtet.

Hanföl gegen Arterienverkalkung?

Hanföl senkt den Cholesterinspiegel – nur bei Ratten?

Senkt Hanföl den Cholesterinspiegel und beugt so Arterienverkalkung vor? Das Fragezeichen muß bleiben.

Zwar haben japanische Wissenschaftler zu Beginn der neunziger Jahre festgestellt, daß Hanföl bei Ratten die Cholesterinmenge im Blut reduziert. Untersuchungen bei Menschen stehen indes aus.

Homöopathischer Hanf

Auch Homöopathie nutzt Hanf

Die Homöopathie ist eine Erfahrungswissenschaft, die sich bislang der wissenschaftlichen Analyse entzieht. Auch sie setzt Hanf-Extrakte ein. Unter anderem sollen sie gegen Gelbsucht, Gonorrhoe, Impotenz, Nervenleiden und Erkrankungen der Harnwege helfen. Erfolgsmeldungen beschränken sich jedoch, wie für die gesamte Homöopathie charakteristisch, auf Einzelfallbeschreibungen.

Hanf in der traditionellen Medizin

Traditionelle Medizin: Hanf hilft allerorten

In der Volksmedizin nahezu aller Kulturen werden Hanfzubereitungen gegen viele verschiedene Leiden eingesetzt. Würden sie alle wirken, gäbe es wohl keine Krankheit, die nicht kuriert werden kann: Von Schnupfen bis Schwachsinn, von Läusebefall bis Leistenbruch und von Höhenkrankheit bis Hysterie - Hanf hilft (angeblich) gegen alle Leiden.

Obwohl bei vielen dieser Anwendungen weniger der Hanf, als vielmehr der Glaube an die Wirkung zur Heilung führt, könnte es sich für die moderne Medizin möglicherweise lohnen, die alten Rezepte zu durchforsten. Vielleicht würde man dabei die eine oder andere nützliche Anwendungsform entdecken.

Hanf als Heilmittel in der traditionellen Medizin:

Land/Gebiet	Anwendungsbereich (Auswahl)
Afrika	Asthma, Blutvergiftung, Durchfall, Fieber, Husten, Krebs, Liebesunlust, Malaria, Milzbrand, zur Narkose, Rheuma, Ruhr, Schlangenbiß, allgemeine Schwäche, während der Schwangerschaft, Schwarzfieber, Tuberkulose
China	Ausfluß bei Frauen, Geschwüre, Haarausfall, Hämorrhoiden, Hepatitis, Impotenz bzw. Liebesunlust, Kopfflechte, Menstruationsbeschwerden, Nervosität, Rheuma, allgemeine Schwäche, einige Vergiftungen
Indien	Alkoholismus, Asthma, Augenerkrankungen, Blutarmut, Blutvergiftung, Cholera, Durchfall, Erbrechen, Geisteskrankheit, Gonorrhoe, Hepatitis, Hämorrhoiden, Husten, Impotenz, Konzentrationsstörungen, Kopfschmerz, Krämpfe, Krebs, Leistenbruch, Malaria, Menstruationsbeschwerden, Migräne, Nervosität, Rheuma, Schlaflosigkeit, allgemeine Schmerzen, Schuppen
Japan	Darm- und Magenerkrankungen, Husten, als Narkosemittel, allgemeine Schwäche
Orient	Blähungen, Blasenleiden, zur Geburtshilfe, Kopfschmerz, Liebesunlust, Rheuma, Schlaflosigkeit
Tibet	Atemwegserkrankungen, Cholera, Darm- und Magenerkrankungen, Durchfall, eitrige Wunden, Hämorrhoiden, Hauterkrankungen, Höhenkrankheit, Husten, Impotenz, Juckreiz, Krämpfe, Lebererkrankungen, Lepra, Nervosität, Rheuma, Tierbisse, Wurmbefall
Rußland	Kopfschmerz, Liebesunlust, Rheuma, Zahnschmerz

Gegenanzeigen: Wozu der Hanf nicht taugt

Gift oder Heilmittel: die Dosis machts

Zahlreiche Wirkstoffe, die in den Schubladen der Apotheken bereitliegen, wirken bei unsachgemäßem Gebrauch tödlich. Die Dosis macht den Unterschied zwischen Heilung und Schädigung.

Zurückhaltung während der Schwangerschaft

Zwar ist bisher noch kein Fall von Schädigungen des Fötus auf Grund von Haschischkonsum der Mutter bekannt. Trotzdem tut jede werdende Mutter gut daran, alle möglicherweise schädlichen Einflüsse auf das Kind zu vermeiden. Das beginnt beim Rauchen und hört bei den Kopfschmerztabletten nicht auf.

Weil Cannabinoide in die Muttermilch übergehen, sollten Mütter während der Stillzeit keine THC-haltigen Präparate einnehmen und auch nicht Haschisch oder Marihuana rauchen.

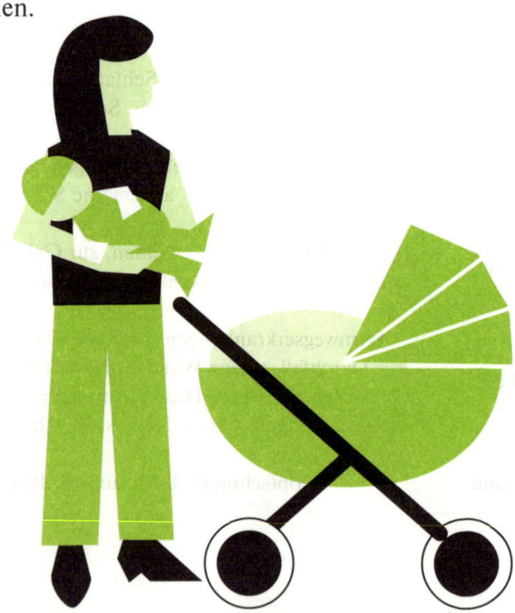

Hanfdrogen sollen die Herzfrequenz steigern. Für Menschen mit Herzerkrankungen taugen sie deshalb nicht - ungeachtet anderer Faktoren. Lungenkranke können zwar THC-haltige Medikamente in Tablettenform einnehmen, auf das Rauchen von Marihuana und Haschisch müssen sie aber verzichten. Schließlich bleibt das Rauchen selbst gesundheitsschädlich.

Herzprobleme? Kein Haschisch

Abschließend sei nochmal darauf hingewiesen, daß die medizinische Anwendung von Hanfdrogen unzureichend erforscht ist. Selbstversuche daheim machen auf gar keinen Fall Sinn.

Und: Herstellung, Besitz und Konsum von Hanfdrogen sind in Deutschland nach wie vor illegal. Dies gilt auch für deren medizinische Anwendung.

Nicht vergessen: Haschisch ist illegal

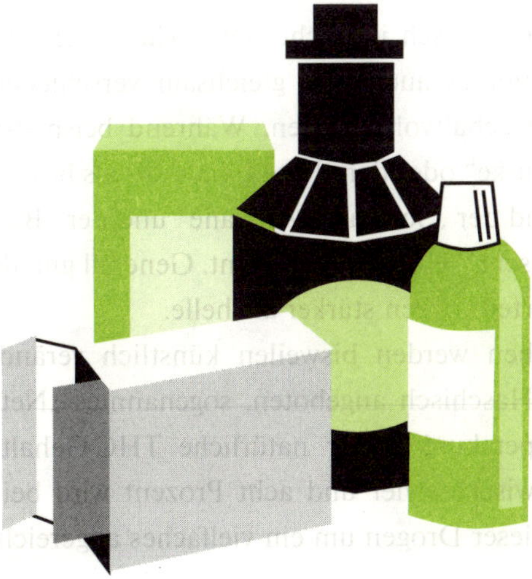

Haschisch und Marihuana

Argument „Droge" gegen Nutzpflanze

Mit dem Thema Hanf ist die Frage der Drogen Haschisch und Marihuana untrennbar verknüpft. So diente das Argument „Droge" seinerzeit dazu, das Verbot der Nutzpflanze durchzusetzen. Und heute verursacht dieses Argument Blockaden in der Diskussion um die Nutzpflanze einerseits und die Drogendiskussion andererseits.

Haschisch oder Marihuana?

Anders als offenbar vielfach angenommen, sind „Haschisch" und „Marihuana" keineswegs zwei Namen für dieselbe Droge. Vielmehr werden sie jeweils aus unterschiedlichen Teilen der Hanfpflanze hergestellt.

Harz gibt Hasch – Kraut wird Marihuana

Während man Haschisch aus dem Harz gewinnt, werden für die Marihuana-Produktion die Blätter und die zerriebenen Blütenspitzen verwendet. Da das Hanfharz einen wesentlich höheren Anteil des Drogenstoffes THC enthält als die Blätter und Blüten, wirkt Haschisch etwa vierfach intensiver.

Hasch ist nicht gleich Hasch

Und Haschisch ist nicht gleich Haschisch. Wie bei Zigaretten gibt es auch hier gleichsam verschiedene, unterschiedlich gehaltvolle Sorten. Während beispielsweise der „Grüne Türke" oder der „Rote Libanese" als besonders mild gelten, sind der „Schwarze Afghane" und der „Braune Pakistani" als sehr THC-haltig bekannt. Generell gilt: dunkle Haschischsorten wirken stärker als helle.

Daneben werden bisweilen künstlich veränderte Formen des Haschisch angeboten, sogenanntes „Netherweed" oder „Superskunk". Der natürliche THC-Gehalt des Haschisch zwischen vier und acht Prozent wird bei der Herstellung dieser Drogen um ein vielfaches angereichert.

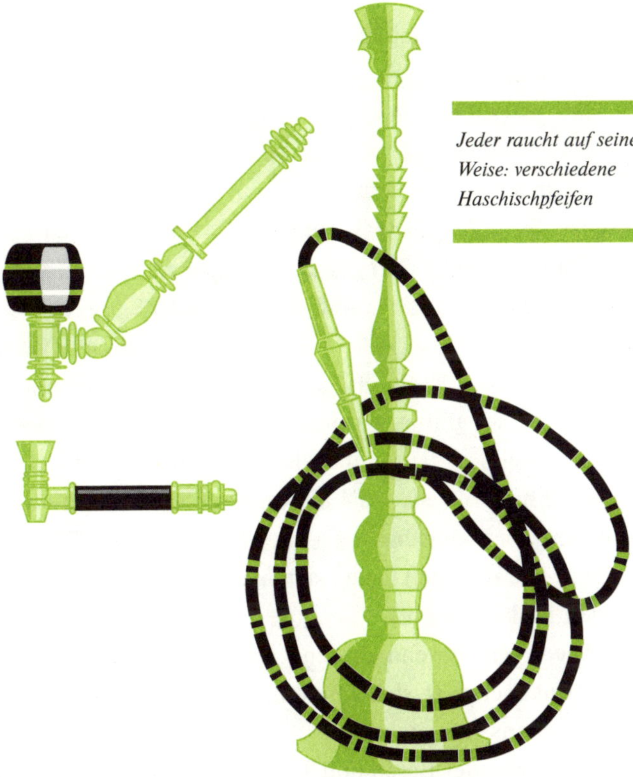

Jeder raucht auf seine Weise: verschiedene Haschischpfeifen

Schnelles „high" durch Haschischrauchen

Haschisch wird meist mit Tabak vermischt in Zigarettenform als Joint oder in der Pfeife geraucht. Beim Haschischrauchen, dem „Kiffen", setzt der Rausch sehr schnell ein und hält etwa zwei bis vier Stunden vor. Die Ausprägung des Rausches hängt eng mit der individuellen Grundstimmung zusammen. Grob gesagt: Vorhandene Wahrnehmungen und Empfindungen werden intensiviert. Das Spektrum reicht von Euphorie, Glücksgefühl, Redseligkeit und Entspannung über leichte Verzerrungen der Wahrnehmung bis hin zu Angst.

Hasch-Gebäck und -Tee kommen langsam...

Weniger verbreitet ist die Einnahme als Gebäck oder im Tee. Raucher brauchen auf die berauschende Wirkung der Droge nur wenige Minuten zu warten, während es beim Haschischgebäck oder -tee 30 bis 90 Minuten dauert, bis sich das „Highgefühl“ einstellt.

...dann aber gewaltig

Als Tee oder Gebäck zubereitet, kommt die Wirkung zwar langsam, dann aber gewaltig - gegessen oder getrunken wirkt Haschisch etwa viermal stärker. Deshalb braucht es in der kleinen Haschisch-Küche eine überaus sorgsame Dosierung. Sein Abendmenü anhand eines Haschischkochbuchs (solche Bücher gibt es wirklich) zusammenzustellen, bedarf also schon einiger Erfahrung. (Diese Erfahrung fehlte vor einigen Jahren Polizisten, die mit unterschlagenem Haschisch - in Plätzchen eingebacken - ihre Betriebsfeier auflockern wollten. Die Kollegen legten sich nieder, die Sache führte zu einigen Diskussionen.)

Aber: Wer - wenn es denn sein muß - Haschisch ißt oder trinkt, erspart sich immerhin die Gesundheitsrisiken des Rauchens.

Auch dieser Rausch kostet

Rauchen oder Essen und Trinken, das ist nicht nur eine Frage des Geschmacks, sondern auch des Geldbeutels: Um die gleiche Wirkung zu erzielen, benötigt man beim Rauchen wesentlich weniger Haschisch als beim Backen oder Brühen.

Haschisch („dope“, „shit“) kostet auf dem Schwarzmarkt zwischen acht und 15 Mark pro Gramm („piece“). Je nach Qualität und Gewöhnung reicht ein Gramm für zwei bis fünf mal gerauchten Rausch.

Das Suchtrisiko

Daß Hanfdrogen körperlich nicht abhängig machen, erkennen inzwischen auch eingefleischte Haschischgegner an.

Nur wenige halten in ihren Rückzugsgefechten noch an überholten Suchttheorien fest. So etwa der Haschischgegner Nummer 1 in den USA, Dr. Gabriel Nahas von der University of Columbia: „Schließlich ist das Leugnen einer Abhängigkeit ein Hauptmerkmal der Abhängigkeit" (zitiert nach Peggy Mann, Hasch - Zerstörung einer Legende). Richtig ist: Suchtkranke neigen dazu, die eigene Sucht zu leugnen. Das steht in jedem einschlägigen Lehrbuch. Falsch ist es, das Leugnen als Merkmal der Sucht auf jede wissenschaftliche und politische Diskussion anzuwenden. Schließlich steht die Mehrheit der diskutierenden Wissenschaftler, Politiker und anderen Menschen nicht im Verdacht, selbst „Haschisch-süchtig" zu sein.

Keine körperliche Abhängigkeit

Von einigen Psychologen und Psychiatern wurde, nachdem das Gespenst der körperlichen Abhängigkeit zu Grabe getragen werden mußte, die Frage der psychischen Abhängigkeit diskutiert. Die Gefahr einer seelischen Abhängigkeit birgt grundsätzlich jedes Verhaltensmuster, das zur Flucht vor der Wirklichkeit („Evasion") geeignet ist; zur Entspannung, zum Vermeiden von Druck, Verantwortung und so weiter. In dieser Hinsicht unterscheiden sich Substanzen, die auf Gehirn und Gemüt wirken (allen voran die Gebrauchsdroge Alkohol), nicht grundlegend von Verhaltensweisen ohne Drogenstoffe.

Möglich: psychische Abhängigkeit vom Haschisch

Gestritten wird darüber, ob der Konsum von Cannabisdrogen psychische Störungen fördert. Einer schwedischen Studie zufolge sollen Cannabisraucher - statistisch - 2,4 mal

Psychische Sucht auch ohne Drogen

häufiger an Schizophrenie erkranken als Nichtkonsumenten. Diese Zahlen wurden bisher nicht bestätigt und werden nicht nur von Drogenfreunden bezweifelt. Wahrscheinlich funktioniert die Kausalkette eher andersherum: Psychisch labile Menschen greifen häufiger zu Drogen.

Finger weg vom Haschisch

Drogen bergen Gefahren. Art und Ausmaß der Gefahr hängen von der Wirkungsweise und der Intensität der einzelnen Drogen ab, aber auch von der Art des Umgangs mit ihnen und der Stabilität des Drogenkonsumenten.

Gefährlich: Drogen (in der Diskussion) vermischen

Gefährlich ist es, in der Drogendiskussion unterschiedliche Drogen in einen Topf zu werfen. Wer Cannabisprodukte und harte Drogen wie etwa Heroin nicht unterschiedlich bewertet, leistet Beihilfe zur Verschleierung von Fakten und Problemen.

Selbstverständlich bergen auch Cannabisdrogen Gefahren. Wer diese jedoch zu einer lebensbedrohenden Gefahr hochstilisiert, leistet keinen sinnvollen Beitrag zur Diskussion.

Gleichwohl werden immer noch Einzelfallbeschreibungen angeführt, die das vermeintliche Gefahrenpotential von Cannabis zeigen sollen: Die amerikanische Journalistin Peggy Mann gibt in ihrem Anti-Drogenreport „Hasch - Zerstörung einer Legende“ Dutzende von Beispielen, wie zwölf- und 13jährige Jugendliche nach dem Konsum von Marihuana aus der Bahn geworfen wurden. Und der Tübinger Professor Dr. Karl Artur Kovar schrieb 1992, daß Cannabisrauchen „potentielle Auswirkungen auf lernbehinderte Schüler mit niedrigem IQ in Bezug auf die schulischen Leistungen“

habe. Auch der Bundesgerichtshof hat bei einer Entscheidung im Winter 1995 ausdrücklich auf die nachhaltigen Störungen der Persönlichkeitsentwicklung bei Jugendlichen hingewiesen und sich deshalb geweigert, Haschisch und Haschischprodukte als „weniger gefährliche Rauschgifte" einzustufen.

Unstrittig: Haschisch birgt Gefahr für Jugendliche

Daß 13jährige Kinder nicht über die psychische Stabilität verfügen, um folgenlos Marihuana zu konsumieren; und daß lernbehinderte Jugendliche schlechtere Schulleistungen erbringen, wenn sie Haschisch rauchen, bedarf wohl keiner Diskussion. Ein paar Gläser Schnaps und Bier dürften bei Jugendlichen aber eine mindestens vergleichbare Wirkung haben.

Die Droge: Gift oder gutes Kraut?

Haschisch tut nicht gut

So mancher Haschischkonsument glaubt fest daran, daß sein „gutes Kraut" keine körperlichen Schäden hervorruft. Die Mutmaßung dahinter: Weil es bei einigen Krankheiten hilft, muß es auch gesund sein. Viele Bücher aus der alternativen Szene, die den Hanf als Wunderkraut preisen, reden diesem Irrtum das Wort. Doch wer hält schon Tollkirschen für gesund, nur weil sie in der richtigen Dosierung gegen Magenkrämpfe helfen.

Ein Haschisch-Raucher muß mit Gesundheitsrisiken rechnen.

Auf Dauer steigt die Krebsgefahr

Die Anfälligkeit für Lungenkrankheiten steigt, und das Krebsrisiko erhöht sich beträchtlich. Setzt man die gleiche Konsummenge voraus, liegt das Lungenkrebsrisiko für Haschisch-Raucher bedeutend höher als für Raucher von Zigaretten. Allerdings: Während starke Raucher gut und gerne

40 Zigaretten am Tag konsumieren, gibt es nur wenige Haschischkonsumenten, die mehr als zwei oder drei Joints am Tag rauchen.

Die Gesundheitsminister: Hasch-Rauchen gefährdet Ihre Gesundheit

Der langfristige Haschischgenuß stellt, ähnlich wie der Konsum von Tabak und Alkohol, ein Gesundheitsrisiko dar.

Viele Cannabiskonsumenten nehmen dies nicht ernst. Das muß im Ergebnis nicht verwundern: Lange Zeit wurden in fanatischer Debatte die Cannabisprodukte als Todesdrogen tituliert. Seither war die Glaubwürdigkeit der Haschisch-Gegner dahin, weil die Fakten eine andere Sprache sprechen.

Wahn oder Bewußtseinserweiterung?

Wie sich das „Highgefühl" nach dem Rauchen eines Joints anfühlt, darüber streiten Wissenschaftler und Konsumenten.

Nicht vorherzusehen: wie ein Joint wirkt

Fest steht: Die Wirkung einer Haschischzigarette hängt vor allem von der Verfassung des Konsumenten und der äußeren Situation ab. Eine allgemeingültige Beschreibung des Rauschzustandes ist deshalb unmöglich.

Einig sind sich Wissenschaftler und Konsumenten, daß Haschischkonsum oft die Stimmung hebt, beruhigt und entspannt, aber auch Lücken im Kurzzeitgedächtnis hinterläßt.

Während die Wissenschaft als weitere kurzfristige Folgen des Haschischkonsums Störungen in der Psychomotorik, Halluzinationen, Passivität und Apathie beschreibt, stellen Haschischkonsumenten, so hat eine Schweizer Umfrage ergeben, diese Symptome an sich selbst nur selten fest.

Psychische Störungen durch Haschisch?

In den späten 60er und in den 70er Jahren wurde Haschisch zudem als Mittel zur Bewußtseinserweiterung propagiert: So helfe der Rausch, die eigene Wahrnehmung zu intensivieren und freiere, tiefe Assoziationen zu erleben.

Oder Bewußtseinserweiterung?

Deswegen raucht so mancher Musiker oder Schriftsteller im stillen Kämmerlein sein Hasch-Pfeifchen, bevor er sich an den Schreibtisch setzt oder zur Gitarre greift.

Sämtliche Symptome verschwinden zwei bis vier Stunden nach Absetzen der Droge wieder. Einen Kater, wie nach einer durchzechten Nacht, bekommt man vom Rauchen von Cannabisprodukten nicht.

Flash-back: die Rückfall-Legende

Unter „Flash-back" versteht man einen Rückfall in den Rausch - Tage oder Wochen nach dem letzten Drogenkonsum. Steuerlos in den Rausch zurückzustürzen, das wäre eine gefährliche Angelegenheit - und deshalb wird der Flashback als Argument gegen die Droge angeführt.

Ungeklärter Mythos: der Flash-back

Allerdings steht der wissenschaftliche Nachweis aus, daß es einen Flash-back wirklich gibt. Zwar werden solche Symptome immer wieder in der Literatur beschrieben, doch handelt es sich dabei ausschließlich um (seltene!) Eigenbeobachtungen von Betroffenen, die sich bei näherer Betrachtung als wenig spektakulär erwiesen. Professor Dr. Karl-Ludwig Täschner, Cannabis-Gutachter im Auftrag der Bundesregierung und kaum dem Lager der Kifferfreunde zuzurechnen, schreibt in der Fachzeitschrift „Versicherungsmedizin": „Bei reinem Cannabiskonsum sind Flash-backs hingegen als Seltenheit anzusehen."

Wer Cannabisdrogen in Verbindung mit anderen Rauschmitteln einnimmt, muß mit einer nichtkalkulierbaren Verstärkung der Wirkung rechnen. Gesundheitliche Schäden lassen sich dann nicht ausschließen.

Hasch am Steuer – ungeheuer

Don't smoke and drive

Drogenkonsum und Teilnahme am Straßenverkehr vertragen sich nicht. Fest steht, daß die gefährlichste Droge im Straßenverkehr der Alkohol ist. Das bedeutet indes nicht, daß andere Drogen die Fahrtüchtigkeit nicht beeinflußten. Da man sich in Deutschland lange Zeit nur sehr unzureichend mit Hanfdrogen beschäftigt hat, stammen die meisten Untersuchungen über die Verkehrstüchtigkeit nach Haschischkonsum aus den USA. Dort hat man festgestellt, daß im Rausch Wahrnehmungs- und Urteilsvermögen wie auch Koordinationsfähigkeit leiden - Symptome, die man vom Alkoholgenuß kennt.

Kiffer sind fahruntüchtig!

Deshalb gilt hier wie dort: Nach Drogengenuß nicht ans Steuer setzen! Experten empfehlen eine 24-stündige „Ausnüchterungszeit".

Allerdings scheinen sich die Haschisch- und Marihuanakonsumenten nicht immer dieser Gefahr bewußt zu sein. Denn - zumindest in den USA - steigt gemäß amtlicher Statistik die Zahl der Verkehrsunfälle aufgrund von Haschisch- oder Marihuanagenuß.

Hat die Polizei einen Autofahrer angehalten, etwa weil er Schlangenlinien gefahren ist, kann sie zwar Trunkenheit mittels Pusteröhrchen und Blutalkoholtest zuverlässig nachweisen, nicht aber Cannabis am Steuer. 1996 hat deshalb die Polizei im Saarland begonnen, einen „Pupillographen" zu testen: Dieses 20.000-Mark-teure Gerät soll die Reaktionen der Pupillen auf Infrarotlicht-Impulse messen - und damit die körperliche Reaktionsfähigkeit unabhängig von der Art der konsumierten Drogen. Mit solch einem Pupillographen könnte die Polizei erstmals schnell, am Straßenrand, den Verdacht auf Drogen am Steuer erhärten.

Pupillograph soll Kiffer am Steuer entlarven

Cannabis, Alkohol und Tabak – ein Vergleich

Jahrzehntelang war die Drogenpolitik hierzulande durch (widerlegte) Mutmaßungen und sogar Falschinformationen über Hanfdrogen gekennzeichnet. Marihuana und Haschisch wurden von staatlicher Seite stets zusammen mit Heroin, LSD und Kokain genannt. Irrtümlich setzen viele Menschen deshalb die Wirkung von Hanfdrogen mit der von harten Drogen gleich.

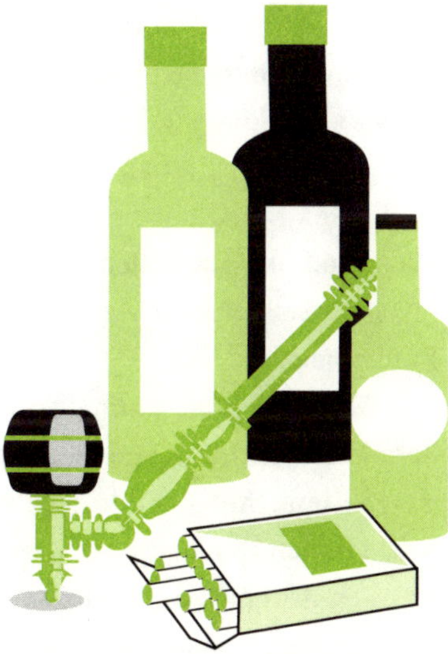

Folgenschwere Fehlinformationen

Ein Vergleich mit den beiden hierzulande akzeptierten Volksdrogen Tabak und Alkohol soll dieses schiefe Bild wieder geraderücken.

Gefährlicher als Hanfdrogen: Alkohol

Alkohol verursacht gravierendere körperliche Schäden als Hanfdrogen. Außerdem kann es zu irreparablen Hirnschäden und Störungen des seelischen und sozialen Gleichgewichts, ja zur grundlegenden Veränderung der Persönlichkeit kommen.

10-fache Selbstmordrate bei Alkoholikern

Nicht zufällig liegt die Selbstmordrate unter Alkoholikern etwa zehnmal höher als bei Nicht-Trinkern. Die Schädigungen durch Hanfpflanzen nehmen sich im Vergleich dazu gering aus. Dies sieht auch Dr. Ellis Huber, der Präsident der Berliner Ärztekammer, so. Er schreibt: „Im Vergleich zu Alkohol ist es [Marihuana] recht ungefährlich. Ein körperliches Abhängigkeitspotential besteht nicht."

Ganz anders beim Alkohol: In Deutschland gibt es drei bis vier Millionen Alkoholabhängige. Für ihre Behandlung muß die Gemeinschaft der Steuerzahler jährlich rund 30 Milliarden Mark aufbringen. Nicht eingerechnet die materiellen und immateriellen Schäden, die aus dem Alkoholrausch resultieren. (Man sammle Erfahrungsberichte im Frauenhaus...)

Drei Millionen Alkoholiker in Deutschland

Gemäß Weltgesundheitsorganisation stehen durch Alkohol verursachte Krankheiten auf dem dritten Platz in der weltweiten Statistik. Von Cannabisdrogen verursachte Krankheiten tauchen in dieser Statistik nicht auf - obwohl weltweit 400 Millionen Menschen mehr oder weniger regelmäßig zu einer Haschisch- oder Marihuanazigarette greifen.

Auch die Volksdroge Nummer zwei, der Tabak, schneidet im Vergleich zu Haschisch und Marihuana nicht besser ab. Zwar sind die direkten Folgen geringer - von Fahruntüchtigkeit wegen Tabakmißbrauchs ist bisher nichts bekannt. Und man wird wohl eher selten von einem Kettenraucher, der die Kontrolle über sich selbst verloren hat, in der Fußgängerzone angepöbelt.

Langfristiger Tabakgenuß bedeutet aber ein deutlich erhöhtes Risiko für Herz-Kreislauferkrankungen, Lungenkrebs und Gefäßerkrankungen.

Nikotin macht süchtig

Das im Tabak enthaltene Nikotin ist hochgradig suchterregend. Viele Raucher, die sich ihr Laster abgewöhnen wollen, bleiben dem Glimmstengel verhaftet. Deswegen pafft so mancher Kettenraucher sogar noch weiter, wenn ihm sein Arzt bei weiterem Zigarettenkonsum den baldigen Tod vorhergesagt hat.

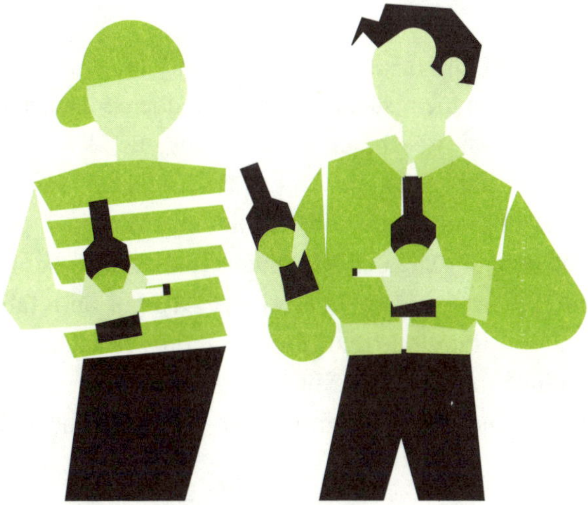

Wer als Jugendlicher mit dem Rauchen angefangen hat, kann in späteren Jahren schwerlich aufhören, sogar wenn er die Schädlichkeit seines Tuns durchschaut. Anders bei Haschisch und Marihuana: Jugendliche, die aus Neugierde ein paar Joints rauchen, haben mit der Entwöhnung nicht die

Probleme eines Tabakrauchers. US-Präsident Bill Clinton zum Beispiel hat's seinerzeit auch probiert, ohne in die Sucht zu stürzen.

Unbekannt: tödliche Haschischdosis

Interessant auch: Während bei Haschisch eine tödliche Dosis nicht bekannt ist, liegt sie beim Nikotin bei lediglich 60 Milligramm. Diese Menge ist in zwei Zigaretten enthalten. Raucher sinken nur deshalb nicht reihenweise tot darnieder, weil beim Rauchen nur ein Teil des Nikotins in den Körper übergeht. Wem es als Nichtraucher in einem verrauchten Raum schlecht wird, der verspürt nichts anderes als die ersten Anzeichen einer Nikotinvergiftung.

Fazit: Im Gegensatz zu Alkohol und Tabak machen Hanfdrogen nicht süchtig. Ihre gesundheitsschädigende Wirkung ist wesentlich geringer als die der beiden Volksdrogen. Auch ihr volkswirtschaftlicher Schaden bleibt weit unter dem von Alkohol und Tabak.
Trotzdem dürfen auch Marihuana und Haschisch nicht unterschätzt werden: Ebenso wie Alkohol und Tabak sind sie Rauschdrogen mit gesundheitsschädigender Wirkung. Allerdings: Mit den harten Drogen LSD, Heroin und Kokain und anderen haben sie nichts gemein.

Jährliche Todesfälle in Deutschland
auf Grund von Drogengenuß (1995):

Tabak :	90.000 bis 140.000
Alkohol:	ca. 40.000
Harte Drogen	
(Heroin, LSD, Kokain etc.):	1565
Haschisch/Marihuana:	0

Die illegale Droge
Meilensteine der Haschischdiskussion:

Februar 1992:

Der Richter Wolfgang Neskovic vom Landgericht in Lübeck setzt ein Verfahren wegen Besitz geringer Mengen von Cannabisprodukten aus und fordert das Bundesverfassungsgericht zur Überprüfung der gängigen Rechtsprechung auf. Neskovics Beschluß löst eine heftige Diskussion über Haschischfreigabe aus.

September 1992:

Der Bundestag ändert das Betäubungsmittelgesetz; Verfahren gegen Drogenkonsumenten können seitdem leichter eingestellt werden.

Januar 1993:

Rheinland-Pfalz beantragt im Bundesrat eine weitere Änderung des Betäubungsmittelgesetzes. Der Erwerb kleiner Mengen von Haschisch und Marihuana soll straffrei bleiben.
Mai 1993: Eine Untersuchungskommission der hessischen Landesregierung fordert in ihrem Abschlußbericht die Legalisierung weicher Drogen.

Mai 1993:

In einem Erlaß mehrerer schleswig-holsteinischer Ministerien wird den Strafverfolgungsbehörden aufgegeben, von einer Strafverfolgung beim Besitz geringer Mengen von Cannabisprodukten abzusehen.

November 1993:

Der SPD-Parteitag spricht sich für eine legale Abgabe von Hanfprodukten aus.

Dezember 1993:

Die Drogenkonferenz Europäischer Städte schlägt vor, den Konsum von Cannabis nicht mit Strafe zu belegen.

Dezember 1993:

Der Nationale Drogenrat spricht sich für die Beibehaltung des Cannabisverbots aus, betont aber auch: „Die Entpönalisierung (Einstellen von Verfahren bzw. Absehen von Strafe) auf der Basis des geltenden Rechts ist bundesweit in gleicher Weise und in vollem Umfang auszuschöpfen".

März 1994:

Das Bundesverfassungsgericht eröffnet die Möglichkeit, von einer Strafverfolgung beim Umgang mit Cannabisdrogen in geringen Mengen abzusehen.

April 1994:

Der Stuttgarter Polizeipräsident spricht sich für eine Legalisierung weicher Drogen aus und erhält daraufhin von seiner Landesregierung einen „Maulkorb".

November 1995:

Die Gesundheitsminister der Bundesländer sprechen sich mehrheitlich für einen Modellversuch zur Freigabe von Haschisch aus. Danach sollen Mengen zum Eigenbedarf in Apotheken gekauft werden können. Der Versuch soll 1997 in einigen alten Bundesländern anlaufen.

Dezember 1995:

Der Bundesgerichtshof bestätigt, daß der Besitz geringer Mengen von Cannabisprodukten von der Strafverfolgung ausgenommen werden sollte. Gleichzeitig bestimmt er aber auch, daß die Regelung der „geringen Mengen" nur für den Besitz und nicht für den Handel gilt.

Cannabisdrogen sind in Deutschland verboten. Doch Alkohol birgt mehr Gesundheitsrisiken. Dieser Risikovergleich war ein wesentlicher Aspekt, auf den sich das Landgericht Lübeck bei seiner „Cannabisentscheidung“ im Februar 1992 (-> S. 104) stützte: Durch den Verweis auf die größere Schädlichkeit von Alkohol gegenüber Cannabisprodukten wollten die Richter belegen, daß das Verbot von Cannabis gegen das Gleichbehandlungsgebot des Grundgesetzes verstößt.

Richter: Hasch-Verbot verstößt gegen Grundgesetz

Die Richter des Lübecker Landgerichts: „Aufgrund der Ausführung der Sachverständigen und unter Berücksichtigung vielfältiger, allgemein zugänglicher Literatur, die mit den Sachverständigen und den Prozeßbeteiligten im Termin erörtert worden ist, ist die Kammer zusammenfassend zur Frage der Gefährlichkeit von Alkohol und Cannabisprodukten zu folgenden Feststellungen gekommen:

- Die körperlichen Auswirkungen übermäßigen Alkoholkonsums erreichen fast alle Organe und Organsysteme und können diese schwer schädigen oder sogar zerstören, während Cannabisprodukte nur geringfügige körperliche Wirkungen herbeiführen.

Zuviel Alkohol zerstört den Körper

- Nach dem Absetzen von Alkohol treten bei Alkoholabhängigen schwere körperliche Entzugserscheinungen auf, während bei Cannabisprodukten praktisch keine Entzugserscheinungen beobachtet werden.
- Übermäßiger Alkoholkonsum kann schwere psychische Schäden bewirken, während bei Cannabisprodukten keine gravierenden psychischen Störungen zu erwarten sind

Alkohol schädigt die Psyche

und allenfalls mit einer geringfügigen psychischen Abhängigkeit gerechnet werden muß.

Alkoholismus: teure Schäden

In der Bundesrepublik gibt es eine Vielzahl von Verbänden, spezielle Krankenhäuser und spezielle Therapien, die sich mit Alkoholerkrankungen und Alkoholabhängigkeit beschäftigen, während es weder eine spezielle Therapie für Cannabiskonsumenten noch spezielle Krankenhäuser oder Verbände gibt, die sich um Cannabiskonsumenten kümmern.

In der Bundesrepublik einschließlich der neuen Länder wird die Anzahl der Alkoholtoten auf 40.000 im Jahr geschätzt, während kein Fall (auch weltweit) bekannt ist, bei dem der Tod einer Person auf übermäßigen Konsum von Haschisch zurückzuführen ist. Es gibt keine letale (tödliche) Dosis für Haschisch.

Die wirtschaftlichen Folgekosten aufgrund des Alkoholkonsums werden in der Bundesrepublik auf jährlich 50 Milliarden DM geschätzt, während bei Cannabisprodukten entsprechende Zahlen nicht existieren.

Der Alkoholkonsum hat erhebliche Auswirkungen auf den Arbeitsplatz (Arbeitsunfälle, Kündigungen, Krankheitsfälle, Einstellungen von Suchtberatern), während bei Cannabisprodukten entsprechende Beobachtungen und Schätzungen nicht existieren.

Tödliche Gefahr durch Alkohol

Der Anteil von tödlichen Unfällen, die in Zusammenhang mit Alkohol stehen, wird in der Bundesrepublik auf 50% geschätzt und die Zahl der Verkehrsunfälle unter Alkoholeinfluß mit Personenschäden auf gut 30.000 pro Jahr, während bei Cannabisprodukten auf keine entsprechenden Beobachtungen und Schätzungen zurückgegriffen werden kann.

Nach der polizeilichen Kriminalstatistik des Bundeskriminalamtes aus dem Jahre 1990 wurden in diesem Zeitraum mehr als 140.000 Tatverdächtige (knapp 10% aller Tatverdächtigen) registriert, die nach polizeilichem Erkenntnisstand bei der Tatausführung unter Alkoholeinfluß standen. Im Bereich der Gewaltdelikte (z.B. Totschlag, Vergewaltigung, Sexualmord) liegt der Anteil der Tatverdächtigen unter Alkoholeinfluß über 36%, während bei Cannabisprodukten entsprechende statistische Erhebungen nicht durchgeführt werden."

Soweit Auszüge aus dem Beschluß des Landgerichts Lübeck vom Februar 1992.

Haschisch, Marihuana und die harten Drogen

„Das Umsteigen (von Haschisch auf härtere Drogen) kann nicht aus der Wirkungsqualität von THC erklärt werden, sondern Persönlichkeits- und Umweltfaktoren spielen dabei die entscheidende Rolle," schreibt Dr. Karl-Artur Kovar, Kuratoriumsmitglied der Deutschen Hauptstelle gegen die Suchtgefahren.

Milieu, nicht Haschisch führt zu harten Drogen

Kurzum: Die These von der Einstiegsdroge Haschisch ist widerlegt und von der großen Mehrheit der Wissenschaftler und Politiker fallengelassen.

Ein Beleg dafür ist auch, daß im „haschischfreundlichen" Holland prozentual weniger Menschen heroin- oder kokainsüchtig sind als beispielsweise in Frankreich oder Deutschland.

2,5 bis fünf Prozent der Haschischkonsumenten probieren jemals in ihrem Leben auch andere illegale Drogen aus. Selbstverständlich ist auch dieser Prozentsatz noch zu hoch. Schuld am Umsteigeeffekt ist aber nicht die Droge Haschisch, sondern deren Illegalität. Dadurch werden die Haschischkonsumenten gezwungen, ihren Joint dort zu kaufen, wo Dealer auch harte Drogen feilhalten.

Mit 14 die erste Zigarette und mit 15 den ersten Vollrausch

Der Begriff „Einstiegsdroge" paßt am besten für Zigaretten und Alkohol: Statistisch greifen die Jugendlichen hierzulande mit 14 Jahren erstmals zum Glimmstengel und bringen ein Jahr später ihren ersten Vollrausch hinter sich. Haschischerfahrung machen sie dagegen, wenn überhaupt, erst im Alter von 17 Jahren.

Schwarzmarkt, Politik und Polizei

In Deutschland ziehen zwischen vier und sieben Millionen Menschen am Joint; zwischen zehn und 25 Prozent davon regelmäßig.

Der jährliche Bedarf an Cannabisdrogen liegt bei rund 300 bis 400 Tonnen. Legt man einen Preis von etwa zehn Mark pro Gramm zugrunde, lassen sich jährlich durch den illegalen Handel von Cannabisprodukten drei bis vier Milliarden Mark verdienen - eine fruchtbare Spielwiese für das Organisierte Verbrechen.

7 Millionen Kiffer in Deutschland

Von Verbrechersyndikaten in der Türkei, dem Libanon, Marokko und Rußland werden Cannabisdrogen ins Land geschmuggelt. Fast alle Drogenhändler haben aber nicht nur Haschisch und Marihuana im Sortiment, sondern bringen auch harte Drogen ins Land. Die Folge: Relativ ungefährliche Cannabisprodukte werden in der Szene zusammen mit tödlichen Drogen wie Heroin und Kokain angeboten. Cannabiskonsumenten gehören zur Kundschaft der Dealer. Dealer wollen Geld machen; und an harten Drogen ist mehr zu verdienen. Es liegt auf der Hand, daß Drogenhändler bestrebt sind, Kiffer zum Fixen zu drängen.

Um dieser Gefahr vorzubeugen, treten inzwischen die Gesundheitsminister einiger Bundesländer für eine „Entzerrung der Märkte" ein. Dies soll durch die Abgabe von Haschisch und Marihuana in Apotheken oder staatlichen Verkaufsläden erreicht werden (-> S. 106).

Gesundheitsminister: Haschisch der Unterwelt wegnehmen

Die Repressionspolitik ist unterdessen gescheitert: der Versuch von Polizei und Justiz, Drogenimport, -handel und -konsum mit der Kraft des Gesetzes zu unterbinden. Die Polizei steht dem Schmuggel weitgehend hilflos gegenüber.

Trotz manch spektakulärer Aktion werden selten mehr als fünf Prozent der eingeführten Menge aus dem Verkehr gezogen.

Sichergestellte Cannabisdrogen in der Bundesrepublik Deutschland (in kg)

	1991	1992	1993	1994
Haschisch	4655	10878	3201	4245
Marihuana	8985	1465	8965	7107

Im Vergleich dazu: Jährlich werden 300.000 bis 400.000 Kilogramm Cannabisdrogen ins Land geschmuggelt.

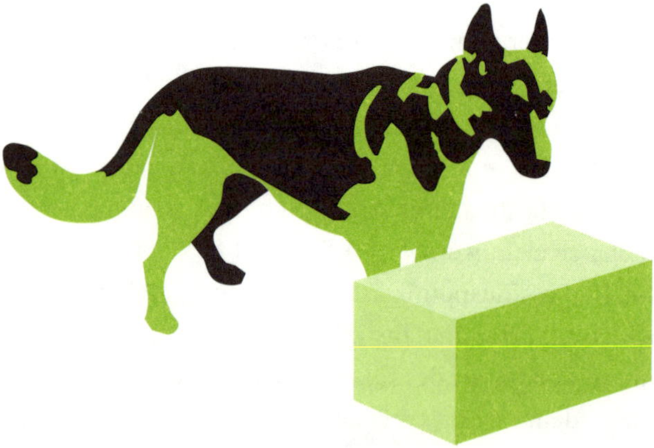

Und es bewegt sich doch: das Recht

Seit dem Februar 1992 ist Wolfgang Neskovic, Richter am Landgericht Lübeck, ein bekannter Mann. Was war geschehen?

1,12 Gramm Hasch stimulierten die Drogendiskussion

In einem Berufungsverfahren sollte Neskovics Kammer einen Fall neu verhandeln: Eine untergeordnete Instanz hatte eine Frau zu einer zweimonatigen Gefängnisstrafe verurteilt, weil sie ihrem einsitzenden Mann 1,12 Gramm Haschisch zugesteckt hatte.

Haschischverbot: Verletzt es das Grundgesetz?

Neskovic setzte das Verfahren aus, unter anderem, weil er das Cannabisverbot mit dem Gleichheitsgrundsatz des Grundgesetzes für nicht vereinbar hielt. Er rief das Bundesverfassungsgericht an und bat um Klärung dieser Frage.

Neskovics Spruch ließ unter Juristen, Politikern und darüber hinaus die Diskussion über die Legalisierung von Cannabisdrogen aufflammen. Fernsehsender nahmen sich wieder des Themas an, Tageszeitungen und Zeitschriften berichteten, sogar im Bundestag wurde über die Entscheidung gestritten.

Haschisch straffrei?

„Der Besitz von kleinen Mengen an Cannabisprodukten kann straffrei bleiben"

Der „Cannabisbeschluß" des Bundesverfassungsgerichts vom März 1994 führte zu heftigen Kontroversen. Die Verfassungsrichter hatten festgeschrieben, daß der Besitz geringer Mengen an Cannabisprodukten straffrei bleiben kann (nicht: muß).

Prompt gingen die Wogen hoch: Während die einen den Untergang des Abendlandes beschworen, glaubten Freunde des „guten Krautes" schon an die Legalisierung. Doch keines von beiden stand zur Debatte.

Dies steht in der Entscheidung des Verfassungsgerichts: „Hat das Verfahren ein Vergehen nach § 29 Abs 1, 2 oder 4 (darin wird der Anbau, Handel, Besitz etc. von Betäubungsmitteln geahndet) zum Gegenstand, so kann die Staatsanwaltschaft von der Verfolgung absehen, wenn die Schuld des Täters als gering anzusehen wäre, kein öffentliches Interesse an der Strafverfolgung besteht und der Täter die Betäubungsmittel lediglich zum Eigenverbrauch in geringer Menge anbaut, herstellt, einführt, ausführt, durchführt, erwirbt, sich in sonstiger Weise verschafft oder besitzt."

Verfassungsgericht: Cannabis „in aller Regel" zum eigenen Verbrauch

Und wer lediglich zum „gelegentlichen Eigenverbrauch" mit Haschisch oder Marihuana umgeht, so das Gericht weiter, der erfüllt „in aller Regel" auch die übrigen Voraussetzungen für Straffreiheit.

Doch kaum war das Urteil gesprochen, nahmen die Auslegungen ihren Lauf: Das Bundesverfassungsgericht hat von „gelegentlichem Eigenverbrauch" gesprochen. Konsumenten, die „regelmäßig" in geringen Mengen Cannabisprodukte konsumieren, unterliegen nach Einschätzung des Bundesgesundheitsministers weiterhin der Strafverfolgung. Außerdem bedeute „in aller Regel" nicht „immer" und deswegen könnten die Gerichte durchaus abweichend vom Urteil des Bundesverfassungsgerichts entscheiden.

Streit der Länder: Was ist eine „geringe Haschischmenge"?

Die Bundesländer interpretieren den Spruch des Verfassungsgerichts je nach politischer Couleur. Während man in Hessen, Hamburg und Schleswig-Holstein 30 Gramm und in Rheinland-Pfalz 20 Gramm Haschisch zum Eigenverbrauch besitzen darf, werden in Nordrhein-Westfalen und Bremen 10 Gramm als „geringe Menge" angesehen, in Sachsen-Anhalt läßt man 6 Gramm zu und in Bayern sollte man sich besser nicht mit einem Staubkorn Haschisch erwischen lassen.

Haschisch aus der Apotheke?

Für den nächsten Disput sorgte der Vorstoß von Schleswig-Holsteins Gesundheitsministerin Heide Moser, Haschisch in einem Modellversuch in Apotheken oder staatlich kontrollierten Cannabisverkaufsstellen abzugeben.

Gesundheitsministerin: Haschisch in Apotheken verkaufen

Trotz des Widerstands von Sachsen, Rheinland-Pfalz, Berlin und Bayern wurde im November 1995 grünes Licht für eine auf fünf Jahre angelegte Testphase gegeben. Sollte auch die Bundesanstalt für Arzneimittel und Medizinprodukte zustimmen, könnte der Versuch in einem oder zwei westlichen Bundesländern 1997 anlaufen. Oberster Dienstherr dieser Behörde allerdings ist der Bundesgesundheitsminister.

Die Befürworter des „Apothekenmodells" versprechen sich davon eine „Entzerrung der Märkte": Wenn es Ha-

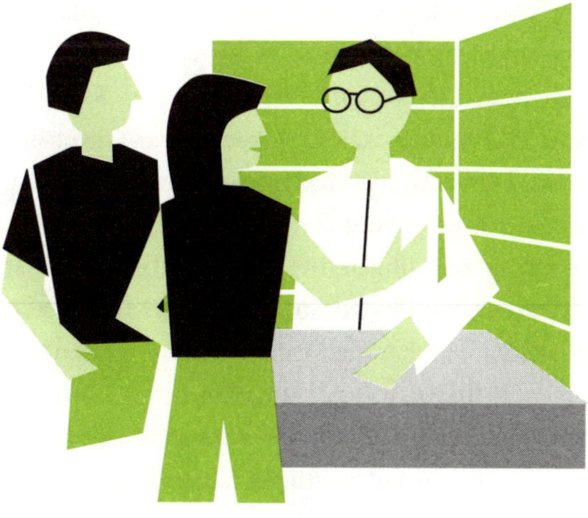

Apotheken-modell soll Kiffer von Dealern fernhalten

schisch in der Apotheke gibt, gehen Haschischkonsumenten nicht mehr automatisch zu den Dealern harter Drogen. Die Gegner des Tests befürchten eine schleichende Legalisierung von Haschisch und Marihuana und möglicherweise wachsenden Verbrauch insgesamt.

Ausstiegsdroge Haschisch?

Auf ein Ansteigen des Haschischverbrauchs spekulieren auch diejenigen, die in Cannabisdrogen keine Einstiegs-, sondern Ausstiegsdrogen sehen. Da Haschisch und Marihuana weniger gesundheitliche Schäden verursachen als Tabak und Alkohol, wollen sie Zigarettenraucher und Alkohol-Abhängige auf diese Drogen umpolen.

Zum Entzug: Haschisch statt Alkohol und Zigaretten?

Auch wenn dies medizinisch Sinn machte, derzeit läßt sich dieses Ziel kaum erreichen. Zu sehr sind Alkohol und Zigaretten in unserer Gesellschaft verwurzelt, während Hanfdrogen immer noch stigmatisiert sind.

Die schädlichen Drogen sind erlaubt, die harmloseren nicht - dieses Paradox hat auch Juristen nicht ruhen lassen. Der Lübecker Richter Wolfgang Neskovic (-> S. 113) im Interview zu dem „Recht auf Rausch“: „Der Staat ist verpflichtet, den Bürger in seiner körperlichen Unversehrtheit zu schützen. Der rauschwillige Bürger wird durch die unterschiedliche Strafverfolgung von Alkohol und Cannabis aber durch den Staat gezwungen, die gesundheitsschädlichere Alternative - den Alkohol - zu wählen. Anders formuliert: Wer sich berauschen will, hat die Wahl zwischen legalen, aber gefährlichen und illegalen, aber ungefährlichen Drogen. Das ist verfassungswidrig. Der Bürger wird durch den Staat gezwungen, sich stärker zu schädigen, als erforderlich wäre.“

Kiffen statt Saufen?

Ein Nachwort

Dieses Buch soll einen Beitrag leisten zur Rehabilitierung eines unschuldig Verurteilten. Vor Jahrzehnten war die Hanfpflanze auf die Anklagebank gesetzt und von einer parteiischen Jury für schuldig gesprochen worden. Der Angeklagte sei schuld am Tod vieler Menschen und am Unglück in der Welt. So hieß es damals im Urteil. Das Plädoyer des Anwalts, der auf die Qualitäten seines Mandanten hinweisen wollte, wurde nicht gehört. Die Öffentlichkeit war von Presse und Politik aufgehetzt; der Angeklagte entging auf dem Weg ins Gefängnis nur knapp der Lynchjustiz.

Von der Lynchjustiz zum fairen Verfahren

Nach jahrzehntelanger Verbannung wurde endlich das Verfahren neu aufgenommen, und es besteht Hoffnung, daß der Angeklagte heute sein Recht erhält. Das Plädoyer lautet deshalb: Freispruch!

Freispruch

Aufschluß: das Gewinnen der Hanffasern aus dem Stengel

Biodiesel: Treibstoff für Dieselmotoren, der aus Pflanzenölen (derzeit meist aus Rapsöl) gewonnen wird. Moderne Diesel lassen sich ohne Umbau mit Biodiesel betreiben.

Cannabinoide: größte Gruppe der Inhaltsstoffe der Hanfpflanze. Zu ihr gehört auch die berauschende Substanz THC

Cannabis: wissenschaftlicher Name der Hanfpflanze

Dealer: illegaler Drogenhändler

diözisch: -> zweigeschlechtlich

Dope: amerikanisch / umgangssprachlich für Haschisch, Marihuana

Faserhanf: Hanfart, die sich durch hohen Fasergehalt und geringen THC-Gehalt auszeichnet

Fixen: (Heroin) spritzen

Grass: amerikanisch / umgangssprachlich für Marihuana

Hanf: bis zu sechs Meter hohe, einjährige Nutzpflanze mit schmalen, fingerförmig gefiederten Blättern. Drogenhanf enthält das Rauschmittel ->THC, Faserhanf dient u.a. als Rohstoff für Textilien und Zellulose.

Hanfschäben: Holzige Reste, die beim Faseraufschluß des Stengels anfallen; können u.a. als Bau- und Dämmstoffe verwendet werden

Haschisch: Droge aus dem Harz der Hanfpflanze

Joint: umgangssprachlich für Haschischzigarette / Zigarette aus Tabak und Haschisch

Kiffen:	umgangssprachlich für das Rauchen von Haschischzigaretten
Lignin:	harzartiger Stoff, der an der Verholzung der Zellwände beteiligt ist. Bäume haben im Vergleich zu anderen Pflanzen, wie z.B. dem Hanf einen hohen Ligningehalt
Marihuana:	Hanfdroge, die aus den Blättern und Blüten der Pflanze hergestellt wird
Shit:	amerikanisch / umgangssprachlich für Haschisch
Tetrahydrocannabinol:	kurz: THC. Inhaltsstoff des Hanfs, der den Rausch bewirkt. Gehört zur Gruppe der Cannabinoide
THC:	Kurz für Tetrahydrocannabinol. Drogenstoff des Hanfes
Wasserröste:	Aufschlußverfahren zur Lösung der Hanffasern aus dem Stengel
zweigeschlechtlich:	Verteilung der männlichen und weiblichen Geschlechtsorgane auf zwei verschiedene Pflanzen. Dies ist u.a. auch beim Hanf der Fall
Zwischenfrucht:	Pflanze, die zwischen den Anbauphasen der Hauptfrucht u.a. zur Bodenverbesserung angebaut wird

Hanfläden:

HanfHaus Chemnitz
Tschaikowskystr. 52
09130 Chemnitz
Tel.: 0172/3712125

HanfHaus Berlin
Eisenacherstr. 71
10823 Berlin-
Schöneberg
Tel.: 030/7823169
Fax: 030/7812047

HanfHaus Berlin
Oranienstr. 192
10999 Berlin-Kreuzberg
Tel.: 030/6148102

Heiko Sander
Hanfstore
Bundesstraße 9
20146 Hamburg
Tel.: 040/4102147
Fax: 040/4102187

HanfHaus Hamburg
Eppendorfer Weg 1
20259 Hamburg
Tel.: 040/4308676
Fax: 040/4308696

O well Hanfprodukte
Turnerstr. 14
20357 Hamburg

Bremer Hanf
Weberstr. 6
28203 Bremen

Natural Herbs
Weghausstr. 2
29223 Celle

HanfHaus Hannover
Am Marstall 17
30159 Hannover
Tel.: 0511/322457
Fax: 0511/9638720

HanfHaus Düsseldorf
Mühlenstr. 10
40213 Düsseldorf
Tel.: 0211/3237922
Fax: 0211/3237918

HanfHaus Köln
Brüsselerstr. 31
50647 Köln
Tel.: 0221/2400006
Fax: 0221/7609658

Greenhouse HanfKontor
Rotlingstr. 70
60316 Frankfurt/Main

HanfHaus Frankfurt
Weberstr. 52
60318 Frankfurt/Main
Tel.: 069/555846
Fax: 069/555862

Alternatives
Handelsregister
Besungerstr. 79
64285 Darmstadt

Hanferei
Braunstr. 22
64720 Michelstadt

HanfHaus Heidelberg
Hauptstr. 35
69117 Heidelberg
Tel.: 06221/10929
Fax: 06221/181316

Blackman
Ludwigstr. 110 a
70179 Stuttgart

HanfHaus Stuttgart
Weberstr. 84
70182 Stuttgart
Tel.: 0711/2368643
Fax: 0711/2368645

HanfHaus Reutlingen
Weingärtner Str. 27
72764 Reutlingen
Tel.: 07121/339223
Fax: 07121/339227

HanfHaus
Schwäbisch-Gmünd
Hauffstr. 2
73525 Schwäbisch-
Gmünd

Hanf Dampf
Kupfergasse 8
73728 Esslingen
Tel.: 0711/354475
Fax: 0711/354465

Knasterland
Königstraße 71
76829 Landau
Tel.:/Fax: 06341/83713

HanfHaus Freiburg
Günterstalstr. 20
79100 Freiburg
Tel: 0761/7070069
Fax: 0761/74972

Hemp Els
Martin-Luther Str. 7
79312 Emmendingen

Green Hope
Jahnstr. 42
80469 München
Tel.: 089/2606809
Fax: 089/2606835

Only
Mittlerer Lech 48
86150 Augsburg
Tel./Fax: 0821/314970

Hanf Versand
Kirchenweg 3
87459 Pfronten
Tel.: 08363/6547
Fax: 08363/7218

Kokopilau
Rothenburger Str.30 a
90443 Nürnberg
Tel.:/Fax: 0911/260391

Hersteller von Hanftextilien:

Hempstore
Mackenroder Weg 1
12437 Berlin

Schmidt&Bleicher OHG
Litzingsweg 3
35043 Marburg

First Hemp Fashion
Sandkaulstr. 29-33
52062 Aachen

The Hanf Company
Holzweg 6
53639 Königswinter

Colour Connection
Postfach 1130
91074 Herzogenaurach

Hersteller von Hanfkosmetika:

Dupetit
Hauptstr. 41
63930 Richelbach
Tel.: 09378/367
Fax: 09378/394

Himalaya
Floriangasse 17
A-1080 Wien

Fritz Naturprodukte
Viertelfeistritz 83
A-8184 Anger

Vereine/Organisationen zur Förderung des Faserhanfanbaus:

Hanfgesellschaft
Waldemarstr. 33
10999 Berlin

Hanf e.V.
Schloßstr. 33
14059 Berlin

Bauernverband Mecklenburg-Vorpommern
Trockener Weg 1
17034 Neubrandenburg
Tel.: 0395/4212484

Fachagentur Nachwachsende Rohstoffe e.V.
Hofplatz 1
18276 Gülzow
Tel.: 03843/69300

IGLU-Ingenieurgemeinschaft für Landwirtschaft und Umwelt
Bühlstr. 10
37073 Göttingen
Tel.: 0551/541324

Institut für Pflanzenbau
Bundesallee 50
38116 Braunschweig

Nova-Institut
Thielstr. 35
50354 Hürth
Tel.:/Fax: 02233/72625

Katalyse Institut
Weinsbergstr. 190
50825 Köln

AG Hanf
Bessunger Str. 79
64285 Darmstadt

Institut für angewandte Forschung/Reutlingen
Alteburgstr. 150
72762 Reutlingen
Tel.: 07121/271547

C.A.R.M.E.N. e.V.
Technologiepark 13
97222 Rimpar
Tel.: 09365/806945

Ausländische Vereine/Organisationen zur Förderung des Faserhanfanbaus:

Österreichisches Hanf Institut
Dürergasse 3-4
1060 Wien
Österreich

Universität für Bodenkultur, Institut für Pflanzenbau;
Abt. Ökologischer Landbau/Hanf
Gregor-Mendel-Str. 33
1180 Wien
Österreich

Verein Schweizer Hanffreunde
Postfach 323
9004 St. Gallen
Schweiz

International Hemp
Association
Postbus 75007
1070 AA Amsterdam
Niederlande

Instituut voor Agrotechnologisch Onderzoek
6700 AA Wageningen
Niederlande

Französisches
Hanfinstitut /
Comité Du Chanvre
72003 Le Mans CEDEX
Frankreich

Industriebetriebe, die mit Hanfrohstoffen arbeiten:

Schneidersöhne
65779 Kelkheim
deutsche Papierfabrik,
die Hanfpapier herstellt.

Chènevotte Habitat
72260 René
französische Firma, die Hanfmaterial zum Wohnungsbau einsetzt.

Institutionen zur Förderung von Hanf als Heilmittel:

International Medical
Marijuana Movement
3745 Sventeenth Street
San Francisco, CA 94114
USA

Stichting Institute
of Medical Marihuana
Postbus 2688
1000 CR Amsterdam
Niederlande

Hanfmuseen:

Hanfmuseum Berlin
Mühlendamm 5
10178 Berlin

Hanfmuseum
Amsterdam
Oudezijds
Achterburgwal 148
Amsterdam

Hanfmuseum Bologna
Via Santa Maria 35
I-4001210 Bentivoglio

Zeitschriften:

Hanf-Forum
Schloßstr. 33
14059 Berlin

Hanf!
Dorfstr. 8
79235 Vogtsburg
Tel.: 07662/911990
Fax: 07662/911995

Drogenberatung

Für Fragen rund um Haschisch und Marihuana seien die Drogenberatungsstellen nicht zuständig, erklären die Mitarbeiter meist; schließlich bergen Cannabisdrogen keine Suchtgefahr. Gleichwohl bekommen besorgte Eltern dort Informationen.
In zahlreichen Städten finden sich Drogenberatungsstellen. Die Deutsche Hauptstelle gegen Suchtgefahren nennt Beratungsstellen in der Nähe.

DHS Deutsche Hauptstelle
gegen die Suchtgefahren
Westring 2
59003 Hamm
Tel . 023 81 / 90 15 -0

Auch in der Serie Gesundheit erschienen:

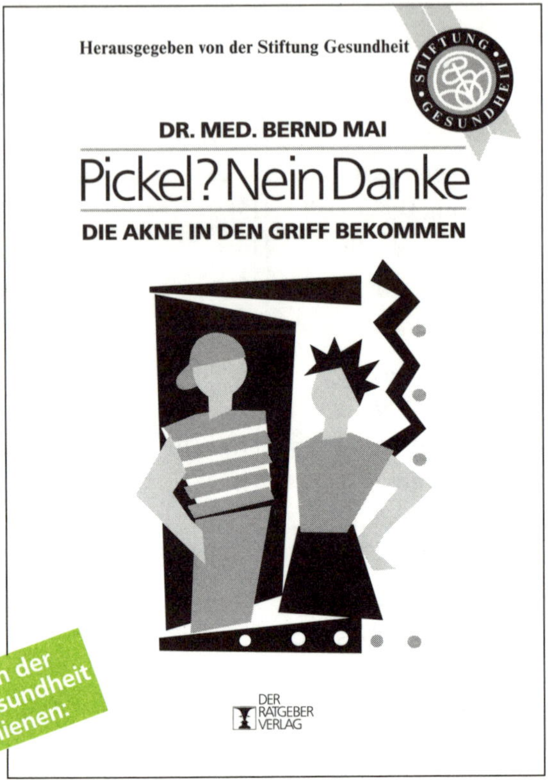

Ein Pickel ist lästig; mehrere stören oft ungemein. Doch Akne ist kein Schicksal.
Das Buch zeigt, wie Pickel entstehen und was dagegen hilft - von der Pflege daheim bis zur Hilfe beim Hautarzt. Fest steht: Jede Akne läßt sich besiegen.

Die Stiftung Gesundheit wacht darüber,

- daß es verständlich, transparent und alltagstauglich ist,
- daß alle wesentlichen Therapieformen samt ihrer Probleme, Grenzen und Risiken umrissen werden,
- daß nicht einzelne Behandlungsformen unkritisch hervorgehoben werden.

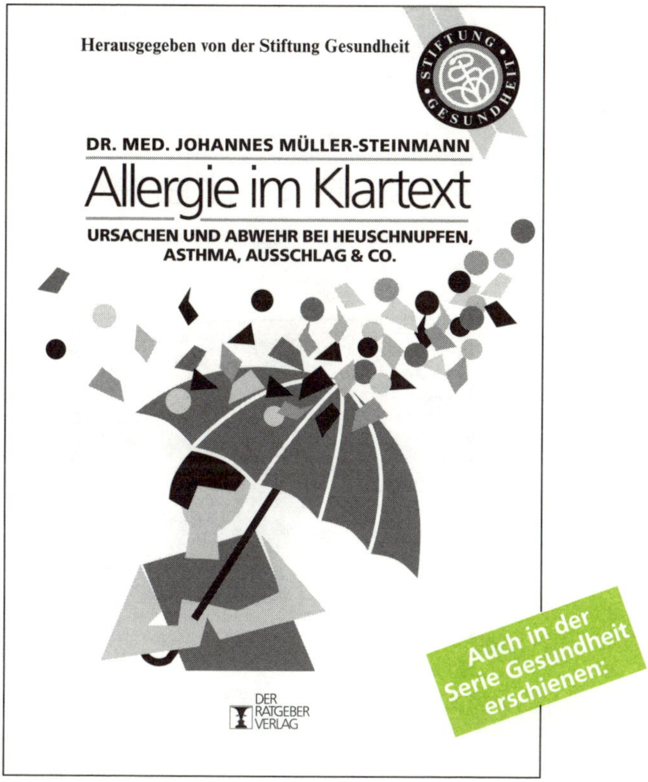

Eine Allergie kann nicht nur das Leben vergällen, sondern es drohen obendrein Folgeschäden.

Das Buch zeigt Ursachen, Vorbeugung, Linderung und – wo möglich – Wege zur Heilung von Heuschnupfen, Hausstaub-Allergien, allergischem Asthma, Haut-Allergien und Neurodermitis, Sonnen-Allergien, Nahrungsmittel-Allergien und mehr.

Die Stiftung Gesundheit wacht darüber,

- daß es verständlich, transparent und alltagstauglich ist,
- daß alle wesentlichen Therapieformen samt ihrer Probleme, Grenzen und Risiken umrissen werden,
- daß nicht einzelne Behandlungsformen unkritisch hervorgehoben werden.

Ebenso im Ratgeber-Verlag erschienen:

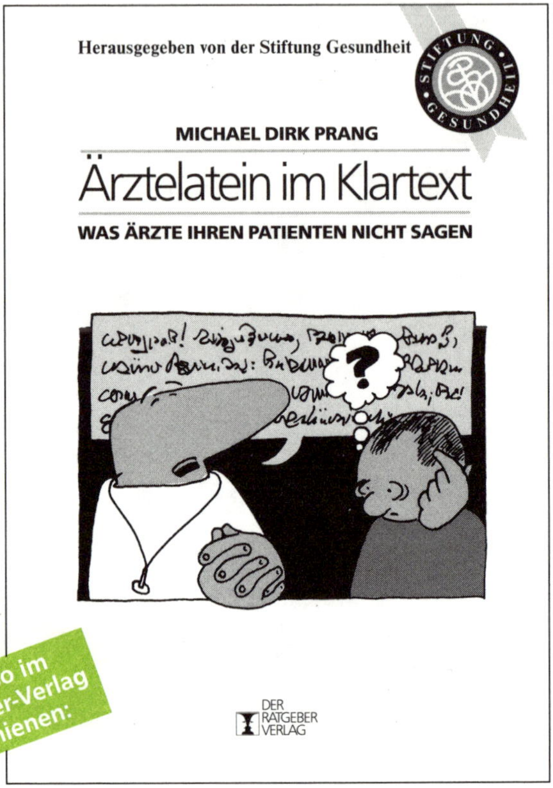

Das Buch zeigt, was Ärzte gern für sich behalten: Zum Beispiel die arroganten und die zynischen Fachbegriffe samt Übersetzung. Und wie sogar gutwillige Nachwuchs-Mediziner in diesem Fachjargon gedrillt werden.

Mehr noch: Der Autor sagt ohne Ärztelatein, warum Ärzte immer in Eile sind. Die Rechnung zeigt, es liegt allein am Geld. Apropos: Wieviel verdient ein Arzt, was trägt am meisten ein und wie funktioniert die Abrechnung? Hier steht es klipp und klar.

Doch der Autor sorgt sich auch um seine Kollegen im weißen Kittel. Als Arzt könnte man es so einfach haben, wären da nicht die Patienten. Mehr als der Odor (Geruch) nervt oft deren Logorrhoe (Redefluß).